Ismael Leandry Vega

«Las mujeres están más dotadas para negociar.»

Universidad de Tel Aviv

«Trabajadores prefieren el liderazgo de las mujeres.»

Harvard Business Review

«La nueva generación de mujeres es más propensa que los hombres a perseguir, atacar y abusar psicológicamente a sus parejas.»

Universidad de Florida en Gainesville

«Lo único realmente nuevo que podría intentarse para salvar a la humanidad en el Siglo XXI es que las mujeres asuman el manejo del mundo.»

Gabriel García Márquez

El Imperio de la Vagina

El dominio de las mujeres en diferentes escenarios de la vida

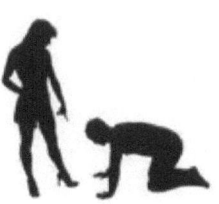

Editorial Espacio Creativo

Scotts Valley, California

Publisher: *Editorial Espacio Creativo*

Scotts Valley, California

ISBN-13: 978-1466292611

ISBN-10: 146629261X

Derechos de propiedad: Ismael Leandry Vega

Copyright: © 2011 Ismael Leandry Vega

Standard Copyright License

Datos para catalogación:

Ismael Leandry Vega

El Imperio de la Vagina

Editorial Espacio Creativo. 2011. Scotts Valley, California

- ✓ Estudios de la mujer
- ✓ Feminismo
- ✓ Feministas
- ✓ Mujeres
- ✓ Sociología
- ✓ Psicología
- ✓ Women's Studies

Tabla de contenido

Capítulo cinco
Superiores en inconformismo físico

Capítulo seis
Superiores en consumismo chatarra

Capítulo siete
Superioridad en algunos trastornos mentales

Capítulo ocho
Influencia de las mujeres sobre los hombres

El Imperio de la Vagina

Agradecimiento

A mi querido padre, por permitirme dedicarme a lo más que amo, a saber, a escribir.

El Imperio de la Vagina

Dedicatoria

Este pequeño libro se lo dedicamos a las mujeres, por ser, incuestionablemente, lo más excelso que ha creado la evolución natural.

Introducción

A través de los tiempos siempre ha habido una batalla social e intelectual sobre cuál género humano es el más fuerte y, sobre todo, en qué asuntos un sexo es superior a otro. Es indudable que en el pasado, cuando el mundo era oscurantista, ignorante, dominado por las religiones, radicalmente machista y totalmente centrado en el hombre, todas esas interrogantes —lógicamente las que preguntaban asuntos positivos— se contestaban a favor de los hombres. Pero en estos tiempos de la modernidad, gracias a la liberación femenina, a la educación, al laicismo, al feminismo y a la ciencia, estamos comenzando a ver que lo que pensaban muchos hombres no era cierto. En otras palabras, estamos comenzando a ver que la mujer es muy superior al hombre en muchísimos aspectos.

Tomemos como ejemplo el asunto de las mentiras. Es por todos conocido que las mentiras están fuertemente relacionadas con «la autoestima.»[i] También es conocido que las personas tienden a mentir cuando su «ego se ve amenazado» o cuando quieren «sacar provecho de una situación.»[ii] Pues bien, valga saber que varios estudios que verán a través del libro certifican, en lo pertinente, que las mujeres «son más hábiles para detectar las mentiras…».[iii] Lo que manda al traste esa creencia popular que establece, infundadamente, que las mujeres son dizque fáciles de engañar.

Ahora bien, es importante tener en cuenta que en el libro también discutiremos aspectos negativos relacionados con el sexo femenino. Es decir, plasmaremos varias de las razones por las cuales las mujeres dominan ciertos aspectos negativos de la vida. Tomemos como ejemplo el asunto de las depresiones y de las ansiedades. En el pasado se decía que las mujeres eran más propensas a deprimirse y a mostrar indicios de ansiedad. Y en estos tiempos de la modernidad científica, para consternación de las feministas, la cosa sigue siendo así. De hecho, es harto conocido que «el fantasma de la depresión acecha más a las mujeres que a los hombres...».[iv] También es harto conocido que «los profesionales de la salud tienden a diagnosticar más...ansiedad a mujeres.»[v]

Cónsono con lo anterior, también verán las razones por las cuales las mujeres que viven en los países democráticos y consumistas son, inequívocamente, las campeonas de los trastornos que están relacionados con la vanidosa belleza exterior. Y como adelanto de lo que discutiremos sobre ese tema, les vamos a decir que las ciencias de la conducta humana han demostrado que «el bombardeo constante con mensajes sobre la belleza de la delgadez (...), somete a las mujeres al peligro de caer en trastornos alimenticios y psicológicos.»[vi]

Otra cuestión que verán a través del libro —y que está estrechamente relacionado con lo antes discutido—, es el hecho de que las mujeres que viven en países democráticos, industrializados y consumistas, son las campeonas de los tratamientos electro convulsivos y de los fármacos antidepresivos y ansiolíticos. Es decir, a través del libro verán que, durante las últimas décadas, los tratamientos para tratar a las mujeres depresivas o ansiosas «se han caracterizado por dependencia en fármacos (antidepresivos, ansiolíticos) hospitalizaciones, terapia electro convulsiva...». Lo que demuestra, innegablemente, «que a las mujeres les recetan más psicofármacos y electro convulsivos que a los hombres.»[vii]

Otra cuestión negativa que afecta sobremanera al sexo femenino, y que discutiremos con más profundidad, guarda relación con los discrímenes laborales que se cometen en contra de las mujeres en los países mencionados, específicamente, con los discrímenes que se cometen a la hora de nombrar mujeres a posiciones de elevado rango dentro del gobierno y de la empresa privada. Sobre eso, les vamos a adelantar que a través del libro verán algunas de las razones por las cuales las mujeres, a pesar de que son la mayoría de la fuerza laboral en muchos de los países mencionados, siguen siendo una minoría: (1) dentro de los puestos de poder de los gobiernos; y (2) dentro de las esferas de poder de las empresas privadas.[viii]

Es importante tener en cuenta que informaciones como ésas se discutirán en este pequeño libro. Ahora bien, no todo lo que discutiremos será negativo. También discutiremos cuestiones buenas, como por ejemplo, sobre la cuestión de que las mujeres han superado a los hombres en muchísimos asuntos sociales, educativos, laborales y económicos. Como muestra de eso, podemos mencionar lo que ha ocurrido dentro del mundo universitario. En el libro verán, a través de estadísticas y estudios, que las mujeres son la mayoría del estudiantado en las universidades de los países mencionados.

También verán en muchísimas páginas de este pequeño libro, que las mujeres que viven en los países mencionados: (a) están teniendo más presencia en asuntos laborales, sociales y políticos que se consideran importantes; y (b) están acaparando la inmensa mayoría de las profesiones que socialmente se catalogan como importantes.

Tomemos como ejemplo el caso de la corrupta, violenta y adicta sociedad de la isla de Puerto Rico. Allí, por sorprendente que parezca, «las mujeres son el 54 por ciento del electorado, 70% de los estudiantes universitarios, la mayoría en el servicio público, en el magisterio, en el periodismo, en las agencias de publicidad, en el liderato de las organizaciones sin fines de lucro…».[ix]

Por otro lado, en el libro también discutiremos algunos aspectos sociales y mentales que difieren grandemente entre los sexos. Tomemos como ejemplo, nuevamente, el asunto de las mentiras. Todos sabemos que todas aquellas personas que «no dicen mentiras en una sociedad acostumbrada a exagerar u ocultar la verdad están en desventaja.»[x] También sabemos que tanto hombres como mujeres, en aras de no estar en desventaja social y/o laboral, se pasan mintiendo copiosamente. Pues bien, valga saber que a través del libro verán que varios estudios demuestran que la mayoría de las mentiras que dicen las mujeres, a diferencia de las mentiras que se pasan manifestando los hombres, están relacionadas con el ocultamiento de «los sentimientos.»[xi]

Por otro lado, deben saber que, a pesar de que proveeremos y discutiremos informaciones como las señaladas, también verán otras informaciones bien interesantes. Así, por ejemplo, verán que muchísimas instituciones de educación superior en los países mencionados han establecido, ya sea en manuales y/o en reglamentaciones internas, que van a fomentar y proteger la idea de que en las sociedades tiene que haber «equidad e igualdad de género.»[xii]

Por otro lado, también verán que discutiremos el asunto de las infidelidades. Y como adelanto de esa interesantísima cuestión, les tenemos que decir que la ciencia ha demostrado que los seres humanos estamos hechos, gracias a la evolución natural, para serles infieles a nuestras parejas. En otras palabras, estamos predispuestos a ser infieles «por naturaleza.»[xiii]

Debe señalarse, además, que en varias páginas de este pequeño libro podrán observar que la expectativa de vida de las mujeres es mayor que la de los hombres. También verán que varias de las razones que se han brindado para explicar las razones por las cuales las mujeres viven más que los hombres, están basadas en evidencias científicamente validadas. Como adelanto de ese interesante tema, les vamos a decir que «las diferencias entre géneros se acentúan con la edad. A los 85 años hay unas seis mujeres por cada cuatro hombres, y la proporción es de más de dos a uno a la edad de 100 años.»[xiv]

Además de eso, también verán que discutimos con gran profundidad el asunto de la vanidosa belleza exterior y, sobre todo, los motivos por los cuales los hombres y las mujeres les han otorgado una enfermiza y estúpida importancia a esa cuestión. Con eso en mente, valga saber que también verán que el asunto de las cirugías plásticas de carácter cosmético y la compra de esos afamados embarres faciales que venden por ahí son, incuestionablemente, unos asuntos que están muy relacionados con el enfermizo y patético «énfasis que la sociedad le asigna al atractivo físico.»[xv]

Cabe señalar, además, que también vamos a discutir algunas de las formas que están utilizando las mujeres trabajadoras para alcanzar el poder y el liderazgo dentro de sus centros de trabajos. Como adelanto de ese importantísimo tema, le vamos a decir que muchas mujeres trabajadoras, mayormente las que trabajan en corporaciones importantes, saben que «da belleza femenina otorga poder e inspira confianza y respeto.» Y como saben eso, se pasan utilizando su feminidad y algunas técnicas de seducción para «sacar ventaja.»[xvi]

Cabe señalar, por último, que, otro asunto que vamos a discutir —y lo vamos a efectuar en una sección por separado— es el asunto del consumismo. Y como adelanto de esa aberrante cuestión, vamos a recordar que por ahí se dice que las mujeres que viven en los países democráticos, faranduleros y democráticos, son las campeonas del consumismo. Sin embargo, lo cierto es que los hombres de dichos países no están muy lejos de alcanzar a las mujeres.

Ocasionando con ello, que tanto hombres como mujeres nos hayamos convertido en unos cabrones y patéticos «adictos al consumo y a las modas impuestas por la propaganda publicitaria cuyo credo de compra y gasta, con sus guías de belleza y felicidad, nos enajenan, homogenizan y fanatizan.»[xvii]

En fin, en el libro se discuten muchísimos asuntos interesantes y, sobre todo, se proveen muchísimas informaciones, apropiadamente documentadas, sobre asuntos que afectan a los hombres y a las mujeres.

Capítulo uno
Superioridad corporal, mental y demográfica

I. Superioridad demográfica

De entrada, lo primero que tenemos que decir es que los seres humanos nos hemos convertido en una peligrosa y cabrona plaga que, de manera ardua e incesante, trabaja para joder al planeta de una manera inigualable. Valga saber que decimos que somos una peligrosa y cabrona plaga: (1) porque somos poco más de seis mil quinientos millones de cagones y meones; y (2) porque estamos consumiendo y jodiendo los recursos del planeta a un ritmo insostenible.[xviii]

Sobre el punto número dos mencionado, es interesante conocer que la evidencia científica demuestra que la forma patética y enfermiza que utilizamos los seres humanos para dilapidar los recursos del planeta ocasionará, para finales del siglo XXI, que nuestro planeta sólo pueda «mantener a una población global de mil millones de personas.»[xix]

Habiendo dicho eso, es importante señalar que en estos precisos momentos, la plaga humana que está jodiendo al planeta está principalmente compuesta por mujeres. En otras palabras, en nuestro contaminado y agonizante planetita hay más mujeres que hombres. De hecho, la data científica certifica que, de los seis mil quinientos millones de cagones que tiene el planeta: (a) cerca del 52% son mujeres; y (b) cerca del 48% hombres.[xx] Y todo eso demuestra, indudablemente, que nuestro insignificante planetita está dominado por las mujeres, claro está, desde el aspecto demográfico.

Ahora bien, es importante tener presente que, a pesar de que las mujeres componen la mayoría de los seres humanos que se pasan meando, cagando, comiendo y chingando dentro de este planeta, eso no significa que nazcan más mujeres que hombres. Todo lo contrario. La evidencia científica certifica que «en el mundo nacen más varones que mujeres. Por cada 105 nacimientos de niños, hay 100 de niñas (51.3% de nacimientos masculinos).»[xxi]

Y si eso es así, la pregunta obligatoria es la siguiente: ¿por qué en el mundo hay más mujeres que hombres, a pesar de que nacen más niños que niñas? Para contestar esa pregunta, tenemos la obligación de reconocer que los hombres, a diferencia de las mujeres, tienden a involucrarse en actividades y trabajos que son peligrosos y con un elevado nivel de ocasionar la muerte.

Así, por ejemplo, hay que recordar: (1) que la inmensa mayoría de los soldados que hay en el mundo son varones; (2) que la inmensa mayoría de los policías que hay en el mundo son varones; (3) que la inmensa mayoría de los mineros y de los trabajadores de la construcción son hombres; (4) que la mayoría de los fumadores son hombres; y (5) que la mayoría de los usuarios de estupefacientes callejeros son varones.

También tenemos que recordar que los varones, debido a sus elevados niveles de testosterona y a la enfermiza socialización machista que reciben, «tienen una actitud más violenta en lo general que las mujeres, por lo que mueren más en accidentes de auto, riñas e incidentes relacionados con la delincuencia.»[xxii]

Lo antes mencionado nos hace recordar lo que ocurre en la peligrosa, consumista y adicta sociedad que habita en la islita de Puerto Rico. Allí, la inmensa mayoría de las personas que mueren en incidentes relacionados con las riñas y con la delincuencia callejera son varones. De hecho, valga saber que un estudio realizado por investigadores de la *Universidad Carlos Albizu de Puerto Rico* demostró que, del año 1990 al año 2009, se habían asesinado en la isla a unas dieciséis mil personas. Siendo la inmensa mayoría de las víctimas, entiéndase poco más del noventa y tres por ciento, «hombres jóvenes.»[xxiii]

Otro estudio que nos viene a la mente fue uno que realizó el *Instituto de Ciencias Forenses* (ICF) y la Oficina de Epidemiología e Investigación del *Departamento de Salud de Puerto Rico*. Según los resultados de dicho estudio, dados a conocer durante el año 2008, el noventa y dos por ciento de las personas que murieron en incidentes violentos durante el año 2007 fueron hombres. Lo que demuestra, innegablemente, que los hombres que habitan en Puerto Rico tienen «13 veces mayor riesgo de morir por asesinato en comparación con las mujeres.»[xxiv]

II. Superioridad corporal

Por otro lado, lo primero que tenemos que decir en esta sección es que el cuerpo masculino es, en comparación con el cuerpo femenino, débil. Es importante aclarar que no nos estamos refiriendo al asunto de quién puede levantar objetos más pesados, pues es incuestionable que los hombres pueden levantar objetos más pesados. Nos estamos refiriendo a otras funciones corporales, como por ejemplo, al procesamiento de alimentos, al sistema inmunológico, a la fortaleza del corazón, al soporte del dolor, entre otros asuntos corporales.

Aclarado eso, lo primero que tenemos que decir sobre el particular es que la data científica ha demostrado que los cuerpos que tienen, por naturaleza, vaginas y tetas tienden a vivir más años que los cuerpos que tienen, por naturaleza, penes y testículos. De conformidad con esto, valga saber que la data científica ha dejado más que claro que la expectativa de vida es «de 78 años para las mujeres y 73 para los hombres.»[xxv]

Ahora bien, es importante reconocer que la alta expectativa de vida que tienen las mujeres no es una cuestión nueva que la ciencia haya descubierto. Se sabe que la longevidad femenina fue reconocida «desde la mitad del siglo XVIII.»[xxvi]

Sobre esta cuestión, es interesante saber que la fortaleza y la eficiencia del corazón femenino, son dos de las razones por las cuales se considera que el cuerpo femenino es más fuerte que el de los varones. De hecho, no está de más recordar que una investigación realizada por investigadores de la **Universidad de Liverpool**, en el Reino Unido, demostró que «el corazón femenino resiste mejor el paso del tiempo; por eso las mujeres viven más que los hombres.»[xxvii]

Teniendo en cuenta lo anterior, valga saber que el cuerpo masculino, específicamente todo lo que está relacionado con el sistema cardiovascular, tiene una mayor probabilidad: (1) de desarrollar enfermedades coronarias; y (2) de sufrir derrames cerebrales. Pero eso no es todo, puesto que el cuerpo masculino, a diferencia del cuerpo femenino, tiene una mayor probabilidad de desarrollar obesidad. Y una de las razones para ello es que el cuerpo masculino tiene menos capacidad para procesar las grasas que son ingeridas.[xxviii]

Cónsono con lo anterior, valga saber que la superioridad corporal de las mujeres aumenta más todavía si, al dar a luz, amamantan a sus pequeñines. Decimos eso por motivo de que una investigación realizada por investigadores de la **Universidad de Pittsburg** —ubicada en los Estados Unidos de América— demostró, en lo pertinente, que, cuanto más tiempo ha dado de mamar una mujer a sus hijos, menor riesgo tiene de sufrir infartos al corazón, derrames cerebrales, hipertensión y/o diabetes.[xxix]

Otra cuestión que demuestra que el cuerpo de las mujeres es un cuerpo de campeonas, es el hecho de que ellas tienden a tolerar de una mejor manera el dolor. Vale saber que esa innata capacidad para tolerar el dolor, que es mejor que la de los hombres, está directamente relacionada con una hormona femenina llamada estrógeno.

Al respecto, valga saber que un estudio realizado por investigadores de la **Universidad de Michigan** demostró, en lo pertinente, que, cuando las mujeres sienten un fuerte dolor el estrógeno tiende a aumentar la cantidad de endorfinas en el cerebro, ayudando con ello a obstruir la sensación de dolor. ¿Y cómo ocurre eso? *¡Sencillo!* Una vez la mujer siente un fuerte dolor, como son los dolores relacionados con los partos, las endorfinas tienden a moverse hacia las áreas del cerebro que procesan las sensaciones del dolor. Ahora bien, es importante que se tenga claro que esa capacidad que tienen las mujeres para asimilar de una mejor manera los dolores tiende a disminuir: (a) una vez llegan a la menopausia; y (b) si les son removidos sus ovarios.[xxx]

Otra cuestión que demuestra la superioridad del cuerpo femenino, se relaciona con la resistencia muscular, esto es, la «capacidad de un músculo o grupos musculares de realizar contracciones repetidas con una carga ligera durante un período prolongado de tiempo.»[xxxi] Sobre el particular, es importante saber que un estudio realizado por investigadores de la **Universidad de Massachusetts** —y que fue publicado durante el año 1993— demostró, en lo pertinente, que las mujeres tienen más resistencia muscular que los hombres durante el ejercicio «gracias al estrógeno, que trabaja para reducir el dolor muscular...».[xxxii]

Otro asunto que hace que el cuerpo femenino sea más fuerte que el de los hombres, es el asunto del sistema inmunológico. Está científicamente comprobado que el sistema inmunológico de los hombres es más débil que el de las mujeres. Por eso es que el cuerpo de las mujeres es más eficiente combatiendo la mayoría de las enfermedades.[xxxiii] Tómenos como ejemplo el asunto del cáncer. Está comprobado que el cuerpo de las mujeres combate de una mejor manera dicha enfermedad. De hecho, la data científica certifica que «los hombres tienen más probabilidades de sufrir cáncer que las mujeres y también es más probable que mueran a causa de esta enfermedad.»[xxxiv]

Sobre esta cuestión de que el sistema inmunológico de las mujeres es más fuerte que el de los hombres, no podemos dejar de mencionar una interesante investigación que realizaron varios científicos de la **Universidad McGill**, ubicada en Canadá. Según los resultados de dicho estudio, que fueron dados a conocer durante el año 2009, la fortaleza superior que tiene el sistema inmunológico de las mujeres —en comparación con el de los hombres— está directamente relacionada con el estrógeno. De hecho, la investigación demostró que «la producción de estrógenos (hormonas sexuales femeninas) de las mujeres tendría un efecto beneficioso en la respuesta inflamatoria innata contra patógenos bacterianos.»[xxxv]

En otro orden de ideas, queremos señalar algo bien interesante sobre la superioridad corporal de las mujeres. Varios estudios, como uno que realizó el **Hospital Clínico de la Universidad de Chile**, han certificado que las mujeres tienen más desarrolladas sus papilas gustativas y su olfato, «dos sentidos que trabajan de la mano e incluso comparten vías nerviosas para llegar al cerebro.»

Ahora bien, hay que señalar que esa superioridad aumenta o disminuye según ciertas situaciones biológicas que ocurren dentro de los cuerpos de las mujeres. Al respecto, se sabe que mientras las mujeres están ovulando, el poder de su olfato aumenta considerablemente. Sin embargo, «durante la menstruación y el embarazo esta capacidad disminuye notablemente.»[xxxvi]

III. Superioridad mental

Por otro lado, ahora vamos a hablar sobre la mente de los seres humanos. Lo primero que tenemos que decir es que el cerebro de las mujeres es, ligeramente, superior al de los hombres. Lo que ocasiona, que las mujeres puedan desempeñar algunas tareas mejor que los hombres.

Tomemos como ejemplo el asunto del arte. Es harto conocido que los hombres y las mujeres pueden apreciar el arte. Pero en el caso de las mujeres, dicha apreciación se hace de una mejor manera. ¿Saben por qué? Por motivo de que los hombres utilizan el lado derecho del cerebro para apreciar el arte, mientras que las mujeres utilizan «los dos hemisferios cerebrales.»[xxxvii]

Por otro lado, es harto conocido que a medida que vamos envejeciendo vamos perdiendo capacidades mentales. Sabido es también que, una de las capacidades que más se afecta con el transcurso del tiempo es la capacidad de memorización. Pues bien, valga saber que los hombres estamos bien jodidos en ese asunto. Decimos eso porque está científicamente comprobado —según un estudio realizado por el *Instituto de Educación de la Universidad de Londres*— que después de los cincuenta años de edad, son las mujeres las que tienen una mayor capacidad de memorización.[xxxviii]

Otro estudio que demuestra la superioridad mental en las mujeres, fue realizado por investigadores de la *Universidad de Hertfordshire*, en el Reino Unido. Según los hallazgos de dicho estudio: (1) las mujeres tienen una notable capacidad para realizar varias tareas a la misma vez; (2) las mujeres tienden a realizar, mejor que los hombres, múltiples tareas.

Pero eso no fue lo único que demostró el mencionado estudio. También demostró, en juicio que compartimos, que no existen diferencias significativas entre los géneros con relación a la resolución de problemas matemáticos. Y eso es bueno saberlo, ya que por ahí hay una mentecata creencia popular que dice, infundadamente, que los hombres son dizque más aptos que las mujeres para solventar problemas matemáticos.[xxxix]

Otro dato que no puede pasarse por alto es que las mujeres, incluso sin haber recibido algún tipo de adiestramiento relacionado con las ciencias de la conducta humana, son «más eficientes que los hombres para distinguir sentimientos en las otras personas, especialmente el miedo y el disgusto.»[xl] Valga saber que a esa conclusión llegaron investigadores del Centro de Investigación en Neuropsicología y Cognición de la **Universidad de Montreal**, en Canadá.

En otro orden de ideas, queremos señalar algo bien interesante. ¿Cuántos hombres no han deseado que una amiga o pareja suya guardara silencio por un rato? ¿Cuántos hombres no se han quejado de lo mucho que hablan las mujeres? Es indudable que en los países democráticos, industrializados y consumistas, han vivido muchísimos hombres que se han quejado de lo mucho que hablan las mujeres.

Pues bien, valga saber que la notoria creencia que dice que las mujeres hablan muchísimo no es una infundada creencia popular, puesto que es un dato científicamente demostrado. Tomemos como ejemplo un estudio que realizaron varios investigadores de la **Universidad de Arizona**, ubicada en los Estados Unidos de América. Según los resultados de dicho estudio, dados a conocer durante el año 2007, las mujeres hablan más que los hombres. Ahora bien, es justo señalar que la diferencia entre los sexos no fue muy significativa. Decimos eso porque en «promedio, diariamente las mujeres pronunciaron 16.215 palabras y los hombres 15.669.»[xli]

Otro estudio que demuestra que las mujeres hablan más que los hombres, fue realizado por la empresa **Nielsen Co**, ubicaba en el estado de Nueva York, Estados Unidos de América. Según los hallazgos de dicho estudio, dados a conocer durante el año 2010, «las mujeres hablan y envían más mensajes de texto por sus teléfonos móviles que los hombres.»

Ahora bien, es justo señalar que dicho estudio simplemente demostró la tendencia en los Estados Unidos de América. Y decimos eso ya que los investigadores de la firma Nielsen estudiaron, únicamente, «las cuentas de celulares de más de 60 mil consumidores estadounidenses.»[xlii]

No hay que olvidar, por otra parte, que la data científica ha certificado que el humor de las mujeres es superior al de los hombres. Por eso no es extraño que siempre se haya dicho por ahí, que las mujeres tienen un humor inteligente. Es importante tener claro que no nos estamos refiriendo a quién se ríe más. Nos estamos refiriendo: (1) al género que tiene la mayor capacidad para comprender chistes inteligentes; y (2) al género que tiene la mayor capacidad para disfrutar, de una manera cerebralmente completa, de un buen chiste.

Sobre ese peculiar asunto, tenemos que decir que las mujeres —según los resultados de un estudio realizado por investigadores de la **Universidad de Navarra**, en España— disfrutan más del humor que los hombres. Por razón de que «la forma de procesar la información utilizada por el cerebro femenino consigue una mayor integración entre el conocimiento y la emoción, lo que produce una respuesta a lo agradable muy alta.»[xliii]

En otras palabras, el cerebro femenino tiende a utilizar tres regiones del cerebro —la que está encargada de la recompensa, la que está encargada de las emociones y la que está encargada del lenguaje— al procesar la información brindada en un buen chiste. Eso ocasiona que el cerebro de las mujeres, al escuchar un buen chiste o al ver un evento gracioso, envíe a todo el cuerpo femenino sensaciones muy poderosas de lo agradable.

Nótese que hemos especificado, en varias ocasiones, el asunto de los buenos chistes. Valga saber que hemos dicho eso por razón de que el cerebro de la mujer, por lo regular, necesita escuchar o ver un evento gracioso y coherente para poder brindar una poderosa y satisfactoria reacción al humor. Eso significa: (1) que el mero absurdo, por lo regular, no le brinda a las mujer una buena satisfacción humorística; y (2) que las mujeres, por lo regular, necesitan que los eventos chistosos tengan algo de coherencia y lógica.

Lo antes explicado difiere grandemente en el caso de los hombres. Puesto que toda la evidencia científica certifica: (a) que el cerebro masculino tiende a ser más simple a la hora de procesar el humor; y (b) que a los hombres, por lo regular, el mero absurdo «les basta para divertirse.»[xliv]

Por otro lado, ya que estamos hablando sobre cuestiones mentales, entendemos que debemos plasmar un dato muy importante. Es hartamente conocido que «hablar y expresar emociones es difícil para la mayoría de los hombres…».[xlv] Ello es así por razón de que los varones, por lo regular, son formados para que sean bien machos. Es decir, a los varones se les dice desde que son niñitos: (1) que no deben estar hablando sobre sus emociones; (2) que no deben mostrar sentimentalismos cuando estén en presencia de otras personas. De hecho, se sabe que en la mayoría de las sociedades «los hombres son enseñados a esconder sus lágrimas y a reemplazar su tristeza con ira.»[xlvi]

Pues bien, esas recias enseñanzas sociales son fatales para los hombres. Por motivo de que no fomentan que los hombres tengan un buen bienestar psicológico. De hecho, se sabe que reprimir las emociones relacionadas con los sentimientos puede ocasionar: (1) serios problemas relacionados con el estrés; y (2) problemas sociales y familiares.

En cambio, en el caso de las mujeres lo antes mencionado difiere grandemente. Las mujeres tienden a manifestar sus emociones de manera directa, lo que abona grandemente en su bienestar psicológico y, sobre todo, en el bienestar psicológico de las personas que les rodean. Pero las mujeres no sólo tienden a manifestar sus emociones de manera directa, también promueven en otros ese tipo de comportamiento salubre.

En resumen, lo que hemos querido señalarles es que la expresión de las emociones —según una investigación realizada por psicólogos de la **Universidad de Ulster**, ubicada en Irlanda del Norte— «es fundamental para el bienestar psicológico, y las mujeres promueven este tipo de comportamiento.»[xlvii]

Capítulo dos
Superioridad educativa

I. En universidades y escuelas

Todos sabemos que la educación es sumamente importante. Al punto de que grandes pensadores le han brindado una especial importancia dentro de sus escritos. Tomemos como ejemplo al gran filósofo **Immanuel Kant.** Para este gran pensador, la educación es muy importante porque: (1) únicamente a través de ella, un animal humano se puede convertir en un ser inteligente; (2) el ser humano «no es más que lo que la educación hace de él.»[xlviii]

Son muchísimas las razones que sustentan lo anterior. Pero para mí, la más importante es la que establece que sólo a través de la educación los seres humanos pueden controlar a los salvajes que llevan dentro de sus cerebros. Es decir, si una persona no es educada, ya sea por la familia, por la sociedad o por el gobierno, hay una enorme probabilidad de que se convierta en una escoria social de primer orden. De hecho, uno jamás debe olvidar que por ahí hay un montón de estudios que han demostrado, con gran claridad, que «un niño que no estudia tiene mayor probabilidad a convertirse en el futuro en un adulto que comete actos delictivos y en usuario de drogas.»[xlix]

Pero la educación no sólo puede ayudar a las personas a alejarse de una vida de crimen y de ocio, también tiene la capacidad de aumentarles las posibilidades de obtener dinero y, sobre todo, una mejor calidad de vida. De hecho, la data empírica proveniente de muchos países democráticos y consumistas ha certificado, en innumerables ocasiones, que las personas que asisten a las universidades y obtienen un grado académico tienen, por lo menos, altas posibilidades de «ganar más del doble que los que no estudiaron.»[1]

Viene en apoyo de lo indicado una investigación que realizó la *Oficina del Censo de los Estados Unidos de América*. Según dicha investigación, en Puerto Rico, «los adultos de 25 años o más que tenían una maestría o un doctorado recibían una media de $35,600 anuales, mientras…los que sólo contaban con un diploma de secundaria ganaban una media de $12,200 al año y los que no concluían la escuela devengaban una media de $9,500 al año.»[li]

Otra cuestión importante que se debe saber en torno a la educación, es el hecho de que el desarrollo económico de un país está estrechamente ligado a la educación. Es decir, si un país tiene una población que está pobremente educada, dicho país tiene una enorme posibilidad de no poder alcanzar un desarrollo económico adecuado y sustentable.

Viene en apoyo de esta cuestión lo que manifestó la *Organización de las Naciones*

Unidas para la Educación, la Ciencia y la Cultura (UNESCO). Según dicha prestigiosa organización, «ningún país puede alcanzar niveles de desarrollo económico sustentable sin una inversión substancial en el capital humano a través de la educación.»[lii]

Dicho eso, ahora se debe saber que en la inmensa mayoría de los países democráticos, industrializados y consumistas —como Puerto Rico y Estados Unidos de América—, «las mujeres ven en la educación una posibilidad para avanzar económicamente.»[liii]

Y como ven eso, gran cantidad de ellas han tomado la decisión: (1) de mantenerse en las escuelas; (2) de abarrotar las universidades; y (3) de posponer o tirar al traste la absurda y patética idea de que deben casarse y/o tener hijos. Logrando con ello, tener una gran supremacía educativa sobre los hombres.

Por eso es que uno puede ver que en los países mencionados, la inmensa mayoría de los jóvenes que obtienen diplomas durante las graduaciones de escuela superior y durante las graduaciones de las instituciones de educación superior, pertenecen al sexo femenino.

Pero eso no es todo lo que tenemos que decir sobre el particular. Valga saber que la situación es tan superior para las mujeres, que son ellas las que están obteniendo —en la inmensa mayoría de los países mencionados— la mayoría de los grados académicos de índole profesional. Es decir, cada año que pasa, hay más mujeres que hombres obteniendo grados académicos que están relacionados con la práctica de una profesión, como por ejemplo, grados relacionados con la abogacía, con la contabilidad, con la medicina veterinaria, entre otros.[liv]

Y sobre esto que estamos discutiendo, no está de más observar un ejemplo proveniente de Puerto Rico. Allí, desde el año 2006 hasta el año 2008, la Universidad de Puerto Rico confirió miles de grados académicos. ¿Saben cuántos de dichos grados les fueron conferidos a los hombres durante las ceremonias de graduación? Por sorprendente que parezca, sólo «una tercera parte de los graduandos eran hombres.»[lv]

Otro ejemplo sobre lo que venimos discutiendo proviene de Argentina. Allí, según un estudio publicado por el ***Ministerio de Educación de Argentina***, durante el año 2005: (1) el sesenta por ciento de los estudiantes que se graduaron de las universidades públicas fueron mujeres; (2) el cincuenta y tres por ciento de los estudiantes que se graduaron de las universidades privadas fueron mujeres.[lvi]

Otro ejemplo sobre lo que venimos discutiendo proviene de España. Allí, durante el año 2009, la ***Conferencia de Rectores de las Universidades Españolas*** publicó los hallazgos de una investigación que realizó sobre la presencia de la mujer en las universidades españolas. Dicha investigación demostró, en lo pertinente, que cerca del «55% de los estudiantes universitarios de primer y segundo ciclo (diplomaturas y licenciaturas) son mujeres, y entre los graduados las féminas alcanzan el 61%. Entre los master oficiales, las mujeres suponen cerca del 54% y entre los doctorados, el 52%.»[lvii]

Otro ejemplo que robustece lo que venimos discutiendo, también proviene de la isla de Puerto Rico. Allí, durante el año 2005, el *Tribunal Supremo de Puerto Rico* realizó una investigación sobre la educación jurídica en la isla. Y los resultados de dicha investigación demostraron, en lo pertinente: (1) que la mayoría de los estudiantes en las escuelas de Derecho son mujeres; y (2) que la mayoría de los abogados que son admitidos a practicar la profesión son mujeres.[lviii]

Otro ejemplo sobre lo que venimos discutiendo proviene de Venezuela. Allí, según datos dados a conocer por investigadores de la *Universidad Central de Venezuela*: (1) más de la mitad de los estudiantes que se matriculan en las universidades son mujeres; y (2) «más de la mitad de quienes egresan de las casas de estudios superiores, incluidos sus postgrados, son también mujeres.»[lix]

Otro ejemplo sobre lo que estamos analizando, proviene desde el Reino Unido. Allí, para el año 2001, investigadores de la *Universidad de Cambridge* encontraron en una investigación:

(1) que el cincuenta y tres por ciento de los estudiantes subgraduados en las universidades del Reino Unido eran mujeres; y (2) que el cincuenta y uno por ciento de los estudiantes universitarios a nivel graduado eran mujeres.[lx]

No obstante todo lo antes mencionado, es importante realizar una observación. Aunque es totalmente cierto que «la presencia de la mujer domina en las aulas universitarias»,[lxi] no es menos cierto que la presencia del hombre domina en las aulas de los institutos técnicos. Es decir, la inmensa mayoría de los institutos que ofrecen preparaciones cortas —como los institutos que ofrecen cursos de electricistas, detectives privados, mecánicos automotrices, mecánicos de botes, operadores de equipo pesado, entre otros cursillos— están abarrotados por hombres.

Es indudable que este último dato demuestra, con enorme claridad, que en la inmensa mayoría de los países democráticos, industrializados, consumistas y respetuosos de las libertades fundamentales: (1) «la universidad no representa para los hombres un instrumento de mejora de condiciones de vida y de ascenso social»;[lxii] (2) los hombres entienden que a través de carreras técnicas y cortas pueden mejorar sus condiciones de vida y, sobre todo, trabajar rápidamente en algo que les apasione.

Llegados a este punto de la discusión, la pregunta que nos tenemos que hacer es la siguiente: ¿es malo que los hombres estén cursando carreras

El Imperio de la Vagina

cortas, mientras las mujeres están obteniendo grados universitarios avanzados? La respuesta a dicha pregunta es, para que quede claro, no. Por motivo de que lo más importante para una sociedad es, entre otros asuntos, que las personas se eduquen en aras de poder desempañar un trabajo. Recordemos que la educación, ya sea universitaria o técnica, «es medular para lograr una sociedad productiva y saludable.»[lxiii]

Tampoco se puede pasar por alto que, no es necesario obtener un doctorado en jurisprudencia (J.D.), una maestría en física y/o un postdoctorado en ciencias nucleares para ser un ciudadano responsable y respetuoso de los Derechos Humanos. Lo ideal es que la educación que reciba una persona, ya se universitaria o técnica, «propenda al pleno desarrollo de su personalidad y al fortalecimiento del respeto de los derechos...y de las libertades fundamentales.»[lxiv]

Y desde el punto de vista económico, lo anterior tampoco tiene nada de malo. Nos explicamos. Aunque es totalmente cierto que una persona que haya obtenido un grado universitario avanzado tiene, entre otros beneficios, más probabilidades de ganar un sueldo mayor que una que meramente haya obtenido un diploma técnico, la realidad económica de la modernidad demuestra que las profesiones que requieren grados académicos avanzados están atiborradas.

Lo que ha ocasionado, entre otras cuestiones negativas: (1) que el sueldo promedio en esas profesiones sea cada vez menor; y (2) que las oportunidades de empleo para los profesionales, incluso para los que poseen grados académicos de universidades reconocidísimas, sean cada vez menores. También es conocido el hecho de que, cada vez que una recesión económica toca a la puerta de un país: (1) los sueldos de las personas que realizan trabajos que requieren grados académicos avanzados tienden a descender; (2) las oportunidades de empleo para los profesionales, como los abogados y los ingenieros, tienden a descender dramáticamente.[lxv]

Llegados a este punto de la discusión, nos vemos forzados a realizar una observación. Si bien es cierto que en los países mencionados la presencia de la mujer domina en las aulas universitarias, también es cierto que la presencia de la mujer en las facultades de ingeniería, matemáticas y computación está bastante rezagada. Es decir, en la inmensa mayoría de las instituciones de educación superior que ubican en los países mencionados, la mayoría de los estudiantes en las facultades mencionadas son varones.

Tomemos como ejemplo lo que ocurre en la *Universidad de Princeton*, ubicada en los Estados Unidos de América. Allí, para el año 2005, sólo el treinta por ciento de los estudiantes de ingeniería eran mujeres. También echémosle una miradita a lo que ocurre en la *Universidad de Stanford*, que también está ubicada en los Estados Unidos de América. Allí, para el año 2003, únicamente el treinta y uno por ciento de los estudiantes en ingeniería eran mujeres.[lxvi]

Para terminar, cabe mencionar que las mujeres son tan superiores dentro de las instituciones de educación superior de los países industrializados y democráticos que, entre otros asuntos, han logrado que muchas de esas instituciones hayan establecido, dentro de algunas de sus facultades, varios cursos y/o grados académicos relacionados con las mujeres.

Así, por ejemplo, hoy en día es común ver en muchísimas instituciones de educación superior: (1) cursos y seminarios que tienen como título la palabra mujer; (2) orientadoras que están encargadas de atender asuntos relacionados con las estudiantes. También es conocido que hay muchísimas universidades, entre ellas universidades que gozan de gran prestigio, que ofrecen grados académicos con una especialización en estudios de la mujer o «Women's Studies.»[lxvii]

II. En el aprendizaje y en el estudio

Antes vimos que, en estos contaminados y patéticos días de la modernidad, muchos jóvenes reconocen «que invertir en la educación es invertir en el potencial de ingresos futuros.»[lxviii] También vimos: (1) que los hombres, más que las mujeres, invierten en carreras cortas; y (2) que las mujeres, más que los hombres, invierten su tiempo y dinero en carreras universitarias avanzadas.

Pues bien, ahora vamos a hablar sobre la capacidad de aprendizaje de las personas, lo que no tiene nada que ver con la obtención de grados académicos. Lo primero que tenemos que decir sobre ello es que, los seres humanos que tienen gracias a la naturaleza vaginas y tetas, tienen una capacidad de aprendizaje muy rápida. Viene en apoyo de esto, el hecho de que un estudio realizado por investigadores de la **Universidad de Yale** demostró, en lo pertinente, que «las mujeres aprenden más rápido que los hombres.»[lxix]

Pero las mujeres no sólo aprenden más rápido que los hombres, también tienden a tener una mejor estructura mental para los estudios. Es decir, varias investigaciones han demostrado que «las mujeres son mejores alumnas, más aplicadas, más sistemáticas, más responsables…».[lxx] Por eso es que usted puede ver que en las graduaciones de las escuelas, de las universidades y de los institutos técnicos, las mujeres componen la mayoría de los estudiantes que son reconocidos por obtener altos promedios académicos.

Capítulo tres
Superioridad mentirosa y manipuladora

I. Superiores en mentiras y manipulaciones

Por otro lado, es harto conocido que las mentiras, dentro de las muchas cosas que son, son «mecanismos de defensa.»[lxxi] También es bien conocido el hecho de que los seres humanos somos animales mentirosos, manipuladores y, sobre todo, farsantes. Y sobre el asunto de las mentiras, valga saber que somos tan mentirosos que —según un estudio de la *Universidad de Southampton*, en el Reino Unido— «una persona normal dice, en promedio, 3 mentiras en una charla de 10 minutos, sin contar las omisiones y las exageraciones.»[lxxii]

Ahora bien, no se puede pasar por alto el hecho de que los seres humanos no somos los únicos animales que realizamos actos engañosos. Hay otros animales dentro del reino animal que, por sorprendente que parezca, engañan y manipulan. Así, por ejemplo, hay animales que se hacen los muertos en aras engañar a sus cazadores. Tampoco nos podemos olvidar que «los chimpancés, por ejemplo, ocultan objetos, se muestran amables y engañan a sus cuidadores y a otros chimpancés por supervivencia, sexo e incluso diversión.»[lxxiii]

Habiendo dicho eso, ahora deben saber que, a pesar de que hombres y mujeres mienten, y que los hombres dicen más mentiras que las mujeres, la realidad es que las mujeres son excelentes estrategas a la hora de decir y sustentar sus mentiras. ¿Saben por qué decimos eso? Por motivo de que las mujeres, incuestionablemente, son más hábiles que los hombres a la hora de sustentar y llevar a la práctica las mentiras que dicen.[lxxiv] Es decir, cuando las mujeres dicen embustes: (1) tienden a decirlos con gran seguridad, lo que lleva a muchísimos de los engañados a creerse los embustes; (2) tienden a realizar acciones que sustentan sus embustes.

Otro dato interesante sobre lo que estamos discutiendo, es que las mujeres tienden a manifestar, más seguido que los hombres, mentiras perversas y dañinas. Y la inmensa mayoría de las mujeres que hacen eso, lo hacen en aras de ocasionarles serios daños a las personas que son odiadas por ellas.

Dicho eso, ahora vamos a plasmar un ejemplo que está relacionado con procesos judiciales. Al respecto, nadie puede olvidar — especialmente si trabaja dentro del sistema de justicia criminal— que por ahí hay un montón de cabronas que, además de que se pasan falsamente acusando a sus ex parejas de haber cometido actos de agresiones machistas, se autoinfligen daños corporales en aras de que sus falsas denuncias sean creíbles.

Tampoco podemos olvidar el hecho de que por ahí hay un montón de mujercitas que, en aras de joder a sus ex parejas, se pasan diciendo embustes durante los procesos judiciales que están relacionados con custodias y relaciones paterno filiares. Y todo ello, con el fin de impedirle o dificultarle a sus ex parejas relacionarse con los hijos menores de edad que tuvieron en común.[lxxv]

Habiendo dicho eso, ahora vamos a realizarle una pregunta a usted: ¿saben en dónde muchas mujeres demuestran lo buenas que son para decir y sustentar embustes? Durante los procesos judiciales que están relacionados con divorcios, particularmente cuando hay muchos bienes gananciales para dividir. Nos explicamos.

Como es sabido, cuando una pareja que se casó sin firmar capitulaciones matrimoniales logró adquirir bienes sustanciales durante el matrimonio, resulta costoso, difícil y largo —particularmente para el juez y los abogados envueltos— lograr una liquidación justa y razonable de los bienes adquiridos durante el matrimonio. De hecho, no es nada extraño que durante esos procesos surjan discusiones y reclamaciones argüidas entre las partes —y en ocasiones entre los abogados de las partes— por los bienes envueltos.

Pues bien, por ahí hay mujeres tan cabronas, mentirosas y oportunistas que, en aras de obtener de una manera rápida los bienes adquiridos durante el matrimonio, van a los centros judiciales más cercanos y les radican querellas falsas a sus esposos o ex esposos. Ellas hacen eso por motivo de que saben que, de ser creídos sus embustes, los jueces que atiendan las querellas van a emitir órdenes provisionales muy ventajosas para ellas.

De hecho, la experiencia enseña que durante esos casos —en los casos en donde las parejas están pleiteando por los bienes adquiridos durante el matrimonio—, «si media denuncia por malos tratos, lo normal es que llegue la orden de alejamiento y eso implica necesariamente que el varón abandone el domicilio familiar.»[lxxvi]

Por otro lado, es de notar que dijimos antes que los hombres, como regla general, mienten más que las mujeres. Pero hay circunstancias en donde las mujeres tienden a mentir más que los hombres. ¿Saben en dónde las mujeres tienden a mentir más que los hombres? En las camas y/o en los sofás en donde follan. *¡Sí, así como lo esta leyendo!* A pesar de que los hombres y las mujeres mienten mientras están chingando, la mentira más común que es manifestada y/o actuada por las mujeres es el fingir que han tenido orgasmos. Esta cuestión ocupa, pero por mucho, «el primer puesto en el ranking» de las mentiras durante el chingoteo.[lxxvii]

Pero lo antes manifestado es la mentira más común durante el coito. Valga saber que la segunda mentira más común durante el coito, que también es manifestada por las mujeres, guarda relación con el empuje y el poder del hombre a la hora de penetrar y ofrecerle satisfacción sexual a la mujer. Nos explicamos.

Hay muchos hombres que son, por decir lo menos, una porquería a la hora de follar con las mujeres. Y las mujeres, en aras de no lacerar la autoestima y el ego varonil, realizan toda una gama de actos que buscan que sus folladores de porquería se sientan bien. Así, por ejemplo, hay muchísimas mujeres que les dicen a sus folladores de porquería durante los apareamientos, algo como lo siguiente: «*¡Ay, ¡me duele!*» También hay mujeres que, luego de culminar la porquería que los hombres hicieron dentro y fuera de ellas, les dicen algo como lo siguiente: (1) *¡Papi, eres lo máximo!; (2) ¡Nadie me había chingado mejor que tú!; (3) ¡Ojalá todos chingaran como tú!* Sin contar que también hay mujeres que dicen: *¡Ah, que rico me chingaste!*[lxxviii]

II. Casos inventados de violencia doméstica

Por otro lado, dijimos previamente que «mentir parece una parte inevitable de la naturaleza humana...».[lxxix] También dijimos antes que a la hora de manifestar embustes perversos y dañinos, las mujeres son las campeonas. Pues bien, valga saber que en muchos procesos judiciales las mujeres se pasan diciendo embustes. Y en la mayoría de los casos, esos embustes se manifiestan en los procesos judiciales relacionados: (1) con incidentes de violencia doméstica; (2) con acciones de divorcio en donde hay bienes gananciales; (3) con pleitos judiciales en donde se discuten aspectos de custodia, patria potestad y visitas a menores de edad.

Dicho eso, tenemos que decir que en los casos fabricados de violencia doméstica, las mujeres mentirosas y cuentistas gozan de una altísima credibilidad. Al punto de que los hombres falsamente acusados casi nunca tienen oportunidad de ser favorecidos por la justicia, incluso cuando las denuncias en su contra estén llenas de patrañas. Eso tiende a ocurrir por muchas razones, y una de ellas es por el titánico miedo que le tienen muchísimos miembros del sistema de justicia criminal a la prensa y, sobre todo, a las querellas administrativas que estén relacionadas con esos casos.

Por eso es que uno puede notar que la inmensa mayoría de los miembros de los departamentos policiales, a la hora de investigar querellas relacionadas con incidentes de violencia doméstica, tienen a inclinar las balanzas a favor de las mujeres querellantes, incluso cuando: (1) no muestren signos de violencia física y/o psicológica; (2) las versiones por ellas ofrecidas suenen, por decir lo menos, a puras patrañas.

De hecho, no podemos dejar de mencionar que la experiencia policial nos ha enseñado que, en muchos casos de violencia doméstica, particularmente en los casos en donde los agentes del orden público tienen serias dudas sobre las versiones manifestadas por las partes envueltas, tiende a ocurrir algo como lo siguiente: si la dama dice que el varón fue el primer agresor, y el hombre dice que la dama fue la primera agresora, los agentes tienden a arrestar al hombre.[lxxx]

Pero la experiencia policial no sólo nos enseñó lo antes manifestado. También supimos de un montón de casos en donde las patrañeras y abusivas mujeres, por sorprendente que parezca, lograron salirse con la suya luego de golpear y maltratar a sus parejas.

Así, por ejemplo, fueron muchísimos los casos en donde supimos que las abusivas mujeres, luego de golpear a sus parejas y luego de haber recibido varios golpes —por concepto de legítima defensa— por parte de sus varoniles víctimas, lograron a través de unos extraordinarios embustes que sus golpeadas víctimas terminaran arrestadas. En esos casos, por lo regular, las patrañeras mujeres decían: (1) que ellas, que estaban dizque en un estado de paz, fueron las primeras agredidas; y (2) que los golpes que tenían sus golpeadas víctimas, fueron dizque por concepto de las legítimas defensas por ellas utilizadas.

Pero hay casos más asquerosos todavía. Nosotros logramos ver, durante nuestros años como policía, unos cuantos casos en donde las abusivas y patrañeras mujeres —que fueron las provocadoras y las primeras y únicas golpeadoras— lograron, con embustes y maquinaciones insidiosas, que sus víctimas fuesen injustamente arrestadas, como por ejemplo, a pesar de que sus víctimas estaban notablemente golpeadas y a pesar de que ellas no recibieron ningún tipo golpe durante los violentos sucesos.

Pero lo antes discutido se relaciona con los agentes del orden público. Ahora tienen que saber que la inmensa mayoría de los jueces que laboran en países democráticos y consumistas: (1) también tienen algo de miedo al bregar con casos de violencia doméstica en donde las víctimas o las supuestas víctimas son mujeres; (2) les otorgan una increíble credibilidad a las mujeres patrañeras durante los procesos judiciales relacionados con violencia doméstica.

Por eso es que uno puede ver que en la inmensa mayoría de los fabricados casos judiciales relacionados con violencia doméstica, particularmente en los casos en donde hombres buenos y decentes han sido llevados a los tribunales para responder por falsos e injustos cargos criminales, se toman acciones muy punitivas e injustas en contra de los hombres falsamente acusados.

Es pertinente tener presente que esto que estamos discutiendo ocurre por varias razones. Y una de esas razones, indiscutiblemente, está estrechamente relacionada con la enorme incompetencia judicial que hay en los países antes mencionados. Nos explicamos.

Es harto conocido que en los países democráticos, consumistas, industrializados y respetuosos de las libertades fundamentales, la mayoría de las personas que son nombradas para ocupar puestos en las magistraturas no son las mejores para ocupar dichos cargos. Decimos eso a causa de que la experiencia enseña, entre otros asuntos, que la inmensa mayoría de las plazas judiciales están reservadas para consideraciones político-corruptas. Es decir, por consideraciones político-partidistas y por consideraciones de amistad entre los políticos y los candidatos a jueces.

Y todo eso que hemos explicado ocasiona, por decir lo menos, que la inmensa mayoría de los jueces así nombrados: (1) no hagan su trabajo con el fin de buscar la verdad y/o con el fin de que se imparta una justicia justa, rápida y económica; (2) tengan, como interés primordial, cobrar sus chequecitos con el fin de comprar porquerías y realizar aportaciones monetarias a sus partidos políticos predilectos.

Teniendo en cuenta lo anterior, valga saber que muchos jueces también tienden a resolver casos fabricados relacionados con violencia doméstica a favor de mujeres patrañeras, por motivo de que le tienen pánico a los medios de comunicación. En esos casos, los jueces tienden a pensar en el porsiacaso y en su imagen pública. Es decir, piensan que si ordenan liberar a un hombre acusado de agredir a una mujer, aunque el caso tenga un leve olor a patrañas, pueden ser administrativamente trasladados o suspendidos. Especialmente luego que la prensa, que adora criticar injustamente a los jueces cuando toman decisiones en contra de las mujeres, saquen a la luz pública las acciones judiciales.

Habiendo discutido toda esta cuestión, entendemos que no está de más realizar, a manera de resumen, varias observaciones. La primera observación que vamos a plasmar establece, en apretada síntesis, que en la inmensa mayoría de los casos judiciales relacionados con violencia doméstica, especialmente en los casos en donde los hombres ocupan las sillas de los acusados, no son de aplicación estricta varios principios del Derecho.

Así, por ejemplo, en esos casos es común que uno pueda observar:

(1) que no existe la presunción de inocencia para los hombres acusados;

(2) que no se aplica de manera estricta el principio jurídico que establece, en lo pertinente, que los cargos criminales hay que probarlos más allá de duda razonable;

(3) a los juzgadores de los hechos pasándose por el culo el principio judicial que establece, en lo pertinente, que en los casos criminales las evidencias tienen que ser de calidad y, sobre todo, convincentes.

La segunda observación que vamos a realizar establece, en apretada síntesis, que todos los jueces que permiten que sus salas se utilicen para joder y/o castigar a hombres inocentes bajo cargos fabricados de violencia doméstica son, por decir lo menos, cabrones y peligrosos. Y son peligrosos porque, además de que permiten que la dama de la justicia sea cagada y meada, tienden a emitir medidas abusivas y «excesivas» en contra de los inocentes hombres.[lxxxi]

Por último, la tercera observación es la que le hace recordar a usted que, la inmensa mayoría de las falsas y engañosas denuncias por violencia doméstica «surgen para obtener rápidamente beneficios de vivienda, acelerar casos de divorcio por trato cruel o para asuntos relacionados al status migratorio.»[lxxxii]

El Imperio de la Vagina

Capítulo cuatro

Superiores en ciertos asuntos relacionados al orden público

I. Superiores en maltratos infantiles

Es harto conocido que en los países democráticos, industrializados y consumistas —como Puerto Rico, México y los Estados Unidos de América—, las madres son las que más maltratan a sus hijos menores de edad. También es conocido el dato que establece, espantosamente, que los maltratos que más cometen las mujeres sobre sus hijos son: (1) de índole emocional; y (2) de índole negligente

En torno a los maltratos físicos —como las bofetadas, los correazos, los zapatazos, entre otros—, siempre se ha dicho que los padres son los más que cometen ese tipo de maltrato. Pero eso era así en el pasado. En estos días de la modernidad, en donde las mujeres se divorcian más que antes y en donde las mujeres tienden a mantener la custodia de los niños luego de las separaciones, las mujeres son las que más maltratan físicamente a los niños.

Lo antes mencionado nos hace recordar una investigación realizada por investigadores de la **Universidad Autónoma de México**. Según los hallazgos de dicho estudio, dados a conocer durante el año 2008, «los principales agresores de los niños y niñas son las madres, quienes llegan incluso a castigar a los menores de manera más severa que los mismos padres.»[lxxxiii]

Sobre el asunto de los maltratos infantiles de índole fatal, tenemos que decir que en los países mencionados los hombres son los que más cometen ese tipo de maltrato. Pero las mujeres, para que quede claro, están alcanzando a los hombres en ese renglón. Es decir, las mujeres también están incurriendo en ese tipo de maltrato fatal. Y sobre ese particular, entendemos que debemos plasmar dos ejemplos en donde se podrán observar a mujeres cabronas maltratando a menores de edad de manera fatal.

El primer ejemplo proviene de Colombia. Allí, durante el año 2010, una cabrona mató a su pequeña hijastra, una pequeña bebita de apenas dos días de nacida. Pero lo más cabrón de este sangriento caso, fueron los hechos en los que incurrió la mujer para matar a la pequeña niña. Valga saber que para realizar lo anterior, la cabrona se personó al hospital en donde estaba hospitalizada la pequeña niña y, estando allí, la sacó de la sala de neonatos. Luego de eso, la joven asesina salió del hospital «con la niña en brazos y al salir la lanzó contra el suelo» en repetidas ocasiones.[lxxxiv]

Otro ejemplo proviene de la inmunda y corrupta sociedad que habita dentro de la islita de Puerto Rico. Allí, durante el año 2010, una cabrona

—que debería ahorcarse de un árbol bien alto— tuvo el atrevimiento de asesinar a su hijo, un pequeñín de apenas dos años de edad. Valga saber que el asesinato de este pequeñín fue bien salvaje. Decimos eso porque la cabrona mujer, entre otros actos que realizó, «le dio dos golpes en uno de los costados del niño y luego lo agarró por el cuello, lo que le ocasionó la muerte en el acto.»[lxxxv]

Por otro lado, debemos señalar algo que nos incomoda muchísimo en torno al asunto de los maltratos infantiles que son cometidos por las mujeres. Y el asunto que nos disgusta es que en la inmensa mayoría de los países mencionados, las mujeres que maltratan a sus hijos tienden a recibir sentencias más ventajosas que los hombres, aun cuando los hechos que cometieron fueron similares a los cometidos por hombres sentenciados.

¿Saben por qué ocurre eso? Por la supremacía vaginal. Es decir, todavía en las sociedades mencionadas prevalece la estúpida creencia popular que establece, incomprensiblemente, que las mujeres son dizque seres amorosos, frágiles, pacíficos, sensibles y maternales. Pero todo eso es una soberana estupidez, puesto que está demostrado que «la mujer puede ser tan violenta» y tan cabrona como el hombre.[lxxxvi]

Además de lo anterior, también tenemos que señalar que la supremacía vaginal en los casos de maltrato de menores de edad es tan nauseabunda, que los medios de comunicación —que en su mayoría tienen a mujeres elegantes y preciosas trabajando como reporteras— tienden a justificar los actos de maltrato que cometen las mujeres en contra de sus hijos o hijastros.

Así, por ejemplo, para tratar de justificar dichos actos, uno puede ver que las reporteras reportan que las criminales padecían de depresión, que estaban sobrecargadas de trabajo, que eran unas ejemplares madres dizque solteras que tenían muchas presiones de vida, entre otras estupideces. En cambio, cuando es un hombre el que comete un acto de maltrato en contra de un menor de edad, los medios tienden a proyectarlo como un sanguinario monstruo que no merece ningún tipo de compasión.[lxxxvii]

II. Superiores en maltratos feministas de índole psicológico

Por otro lado, es harto conocido que las mujeres siempre han sido víctimas de violencia machista dentro de las relaciones de pareja. A través de los años, las mujeres han liderado las estadísticas que llevan los cuerpos policiales en torno a ese tipo de violencia. Y todo ello, a pesar que la experiencia enseña que son pocas las mujeres maltratadas que «comentan o informan su sufrimiento a otra persona, amiga, pariente, vecino o a la Policía.»[lxxxviii]

Ahora bien, es importante tener en cuenta un dato sobre la violencia doméstica que se suscita en los países democráticos, consumistas y amantes de las estupideces que se transmiten por los medios de comunicación. Aunque los hombres son los que cometen la mayoría de los maltratos de índole físico en las relaciones de pareja, son las mujeres las que lideran, en estos tiempos de la modernidad, la categoría de los maltratos sicológicos.

Es decir, los hombres tienden a maltratar a sus parejas a través de patadas, puñetazos, escobazos, cuchillazos y disparos. Mientras que las mujeres tienen a maltratar a sus parejas a través de amenazas, palabras hirientes, descalificaciones, humillaciones, insultos, gritos y desprecios.[lxxxix]

Esto que acabamos de mencionar nos hace recordar los hallazgos de un estudio que realizaron investigadores de la ***Universidad de Florida***, en Estados Unidos de América. Según dichos hallazgos, dados a conocer durante el año 2006, «la nueva generación de mujeres es más propensa que los hombres a perseguir, atacar y abusar psicológicamente a sus parejas.»[xc]

Habiendo dicho eso, es importante que no se minimice el asunto del maltrato psicológico hacia los hombres, puesto que ese tipo de maltrato tiende a ser más devastador que el maltrato físico que no ocasiona peligro de muerte o grave daño corporal. De hecho, no se puede olvidar que «el maltrato psicológico no es palpable a simple vista porque no deja marcas visibles, pero expertos aseguran que su huella es más profunda…que las heridas físicas.»[xci]

Otra cuestión —relacionada con los maltratos feministas y psicológicos— que es liderada por las mujeres, es el asunto de la utilización de los hijos como armas de chantaje. Es decir, en los países mencionados es muy común que las mujeres, más que los hombres, utilicen a los niños para pedirles dineros, bienes y acciones específicas a los padres de dichos niños. De hecho, es los países mencionados es muy común ver casos en donde madres con custodia legal sobre niños, por sus propios pantalones, no dejan que los padres vean a sus pequeños niños por el simple hecho de que no cumplieron con ciertas peticiones.

Es indudable que las acciones antes mencionadas son unos maltratos psicológicos devastadores para los hombres y, en primera instancia, para los niños. Además, ese maltrato psicológico y feminista es violatorio de ciertos derechos que tienen los niños. Siempre hay que recordar que las relaciones paterno filiares son unos derechos que tienen los hijos menores de edad para «disfrutar de sus padres» no custodios.[xcii] Por lo que dichos derechos no deben estar sujetos a chantajes, restricciones subjetivas y estupideces deseadas por las madres de los menores.

Habiendo dicho todo eso, tenemos que cerrar la sección con las siguientes palabras: todas las personas que sean progenitoras, tienen el deber de no incurrir en actos de violencia frente a sus hijos. Además, los progenitores nunca deben utilizar actos maltratantes al criar o disciplinar a sus hijos e hijas ¿Saben por qué decimos lo anterior? Por motivo de que «la violencia dentro de la institución de la familia y del hogar siembra la semilla para que las nuevas generaciones rechacen los valores de civismo, honestidad y respeto a los que aspira el pueblo…».[xciii]

Inclusive, los progenitores maltratantes siempre deben tener presente que, los actos de maltrato dentro del seno familiar que son vistos, escuchados y sufridos por los menores de edad, tienden a ocasionar que esos menores de edad, al llegar a la adultez, tengan unas enormes posibilidades de convertirse en maltratadores de mujeres y/o de niños. Ahondando sobre esto, valga saber que son muchísimos los estudios que demuestran «que los hijos de hogares donde predomina la violencia (…) son 15 veces más susceptibles a la misma conducta cuando llegan a ser adultos.»[xciv]

III. Alquiler de órganos sexuales

Por otro lado, es harto conocido que en la inmensa mayoría de los estamentos del mundo la prostitución es ilegal. Aunque siempre debemos recordar que en algunos estamentos y en algunas ciudades autónomas dicha práctica sexual no sólo es legal, también está altamente regulada por códigos legales.

Pues bien, es indudable que las mujeres son las campeonas del alquiler de los órganos sexuales. Es decir, en el mundo hay más mujeres que hombres que practican la prostitución, ya sea legal o ilegal. Además de eso, es indudable que las mujeres también son las campeonas del asunto de estar alquilando sus tetas, sus vaginas, sus culos y sus lenguas a individuos con gran poder económico. Es decir, casi todos los trabajadores sexuales que practican una prostitución de alto nivel son mujeres.

Sobre el asunto de la operación mercantil de la prostitución en los países democráticos, industrializados y consumistas —como Estados Unidos de América, Reino Unido y Puerto Rico—, valga saber que en esos países las putas tienden a «operan independientemente o como organizaciones cuya estructura es muy parecida a un punto de drogas.»[xcv]

Nótese que dijimos antes que las mujeres son las que dominan el negocio de las escoltas femeninas o la prostitución de alto nivel. Pues bien, ahora deben saber que las mujeres que trabajan como escoltas lo que hacen es acompañar a sus clientes, que la inmensa mayoría de ellos son hombres adinerados, a diferentes escenarios. Así, por ejemplo, vemos que las putas de alto nivel acompañan a sus clientes a hoteles, yates, condominios exclusivos, entre otros lugares que son exclusivos de caballeros que tienen mucho dinero.

Inclusive, la experiencia enseña que las escoltas o «trabajadoras sexuales más cotizadas» se pasan paseando sus vaginas, sus nalgas y sus tetas entre jurisdicciones, es decir, chingan en diferentes ciudades y estamentos.[xcvi] Ello, por motivo de que la belleza que poseen y sus excelentes destrezas a la hora de follar y chupar penes son buscadas por caballeros adinerados de diferentes jurisdicciones.

Ahora bien, hay que tener bien claro que el servicio de escoltas femenino es, casi siempre, un servicio de prostitución: (1) costoso; (2) discreto; y (3) a la carta. Es decir, es un negocio sexual bien estructurado en donde los compradores de las vaginas y de las tetas, que regularmente son hombres con mucho dinero y/o poder, pueden escoger a sus escoltas. Tomemos como ejemplo los servicios de escoltas que existen en Puerto Rico. Allí, «hay chicas para todos los gustos y exigencias: rubias, trigueñas, altas, bajitas, boricuas o hasta suecas. Pueden ser cultas, bilingües e intelectuales.»[xcvii]

Sobre la operación de los negocios de escoltas, valga saber que las mujeres que alquilan sus vaginas y sus tetas pueden ganar, regularmente, entre doscientos a dos mil dólares por hora. Aunque hemos sabido que hay mujeres que cobran unos cinco mil dólares por hora.

Ahora bien, a pesar de que las escoltas pueden cobrar todo ese dinero, la realidad es que casi todas las escoltas tienen que dividir sus ganancias. Ello, por motivo de que en el lucrativo negocio de las escoltas las mujeres no suelen trabajar de manera independiente. En la inmensa mayoría de los casos, «a las escoltas las administra una madama que es la que establece el contacto con los clientes y es la que las refiere y fija el precio a cobrar.»[xcviii]

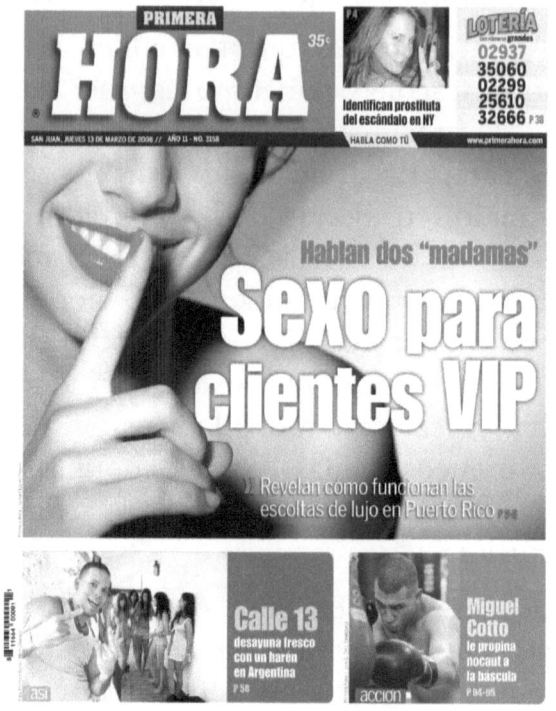

Otra cuestión que hay que saber sobre el necesario servicio de escoltas, es que casi todas las prostitutas que participan en ese necesario negocio son mujeres pulcras, educadas, físicamente bellas y, sobre todo, libres de drogadicción. Eso es bien diferente a la prostitución femenina de índole callejera que opera en los estamentos democráticos, industrializados y consumistas. Puesto que se sabe, que cerca del noventa y cinco por ciento de las putas que trabajan en las calles de esos estamentos «son usuarias de drogas.»[xcix]

Inclusive, en los servicios de escoltas más exclusivos las mandamases les exigen a sus empleadas sexuales que se realicen, varias veces al mes, pruebas que detecten si están contagiadas con enfermedades de transmisión sexual. Y de estar contagiadas, las mandamases las sacan de sus catálogos sexuales.

Valga saber que lo que hemos estado discutiendo sobre el negocio de las escoltas femeninas o prostitución de alto nivel, nos ha hecho recodar a una afamada puta del Reino Unido. Allí, había una escolta femenina bien cotizada que utilizaba el seudónimo de **Belle de Jour**. Decimos que esa puta era bien cotizada porque, además de que era bella e inteligente, follaba muy bien.

Luego de un tiempo, muchos de los clientes de esa bella puta se comenzaron preguntar ¿quién era en realidad *Belle de Jour*? Puesto que notaban, entre otras características, que su inteligencia sobrepasaba la inteligencia normal que tienden a presentar la inmensa mayoría de las putas de alto nivel.

Valga saber que la verdadera identidad de la afamada y bella puta se mantuvo en secreto hasta que un buen día, luego de publicar un libro, la Dra. Brooke Magnanti —egresada de la Universidad de Sheffield e investigadora de la Universidad de Bristol— le reveló su identidad al mundo.

Ven lo que les dijimos antes. La prostitución de alto nivel está llena de mujeres limpias, inteligentes y bien educadas. Otra cosa que demuestra el fascinante caso de la doctora Magnanti, es que la prostitución de elevado nivel se tiende a practicar libremente. En este caso, la propia doctora indicó que ella ejercía la prostitución libremente, es decir, sin intimidaciones, coacciones o amenazas por parte de otras personas.[c]

Habiendo discutido todo lo anterior, resta contestar una pregunta: ¿cuál es la superioridad que tienen las mujeres sobre los hombres en el negocio del alquiler de los órganos sexuales? Realmente la superioridad femenina en esta cuestión es abrumadora. Lo primero que tenemos que decir, como vimos antes, es que hay más mujeres que hombres alquilando sus órganos sexuales.

La segunda superioridad, es que las mujeres ganan más dinero que los hombres en el negocio de la prostitución de alto nivel. Así, por ejemplo, un hombre escolta que se dedica a follar mujeres tiende a ganar entre cien o doscientos dólares por hora —aunque sabemos que hay hombres escoltas que ganan unos mil quinientos dólares por follarse a las mujeres—. Mientras que las mujeres escoltas tienen a ganar, repetimos, entre doscientos a dos mil dólares por hora.[ci]

Otra superioridad vaginal en el negocio de la prostitución, es que la prostitución de alto nivel es controlada, en su inmensa mayoría, por mujeres.

Recordemos que casi todas las casas de escoltas femeninas están lideradas por mujeres. Eso es muy diferente a la prostitución de bajo nivel, es decir, a la prostitución callejera. Decimos eso porque la prostitución callejera casi siempre es controlada por hombres y, en muchas ocasiones, está ligada a otro tipo de negocio criminal, como por ejemplo, al lucrativo negocio de las drogas.

Otra superioridad vaginal dentro de esta cuestión, es que las mujeres que controlan el negocio de la prostitución exclusiva han llevado el negocio de la prostitución a otro nivel. Así, por ejemplo, mientras los proxenetas callejeros tienen a sus feas y horripilantes putas en las calles, con altas probabilidades se perder clientes y/o tener clientes mentalmente peligrosos, las mandamases que controlan los servicios de escoltas o de prostitución exclusiva han creado páginas de Internet, con accesos bien controlados, en donde sus secretos y exclusivos clientes «pueden intercambiar informaciones sobre determinadas mujeres y hablar de precios.»[cii]

Además de eso, las mujeres que controlan el negocio de la prostitución exclusiva utilizan investigadores privados, tecnologías, claves secretas, sobornos, entre otras tácticas, en aras de mantener a sus clientes y a sus empleadas libres de los ojo de los agentes del orden público. De hecho, es conocido que las prostitutas más exclusivas «usan aparatos electrónicos que les permiten detectar la presencia de cámaras o micrófonos ocultos.»[ciii]

Con lo anterior en mente, valga saber que para los usuarios de las vaginas, de las nalgas y de las tetas de las prostitutas de elevado nivel o escoltas femeninas, la utilización de dichos servicios es una acción muy segura. Decimos eso porque los estudiosos de los asuntos relacionados con la prostitución han manifestado, entre otros asuntos, que las medidas de seguridad que se emplean permiten que «el 99%» de los hombres que utilizan servicios de escoltas sexuales no sean arrestados, denunciados o descubiertos.[civ]

Llegados a este punto de la discusión, tenemos que decir varias cosas sobre la prostitución. Lo primero que tenemos que decir es que no hay leyes, policías, agencias de orden público o tribunales que puedan detener la prostitución. La prostitución siempre existirá mientras existan seres humanos en este contaminado planeta.

La otra cosa que tenemos que decir, es que la prostitución debe ser legalizada en todos los países. Nos explicamos. En todos los estamentos, incluyendo en el Estado de la Ciudad del Vaticano, hay trabajadoras y trabajadores del sexo dispuestos a alquilar sus órganos sexuales. Esos trabajadores y trabajadoras brindan sus servicios aunque existan normativas jurídicas que prohíban dichas actuaciones. Eso significa que la prostitución, de cierta manera, está "socialmente legalizada." Es decir, desde un aspecto puramente sociológico, podemos decir que todo lo que esté legalmente prohibido y se pueda conseguir en las calles en cualquier momento está "socialmente legalizado."

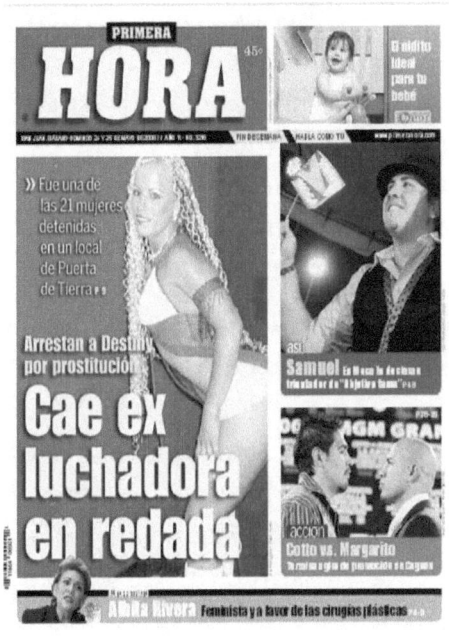

Y si la cosa está así, tan fácil de conseguir en las calles, en la Internet y en los periódicos, entonces no tiene ningún sentido el hecho de que los estamentos prohíban esa milenaria y necesaria práctica sexual. Por eso siempre hemos creído que utilizar agentes del orden público para arrestar prostitutas y compradores de sexo es, por decir lo menos, una gran pérdida de tiempo y dinero. Esos recursos se deben utilizar para perseguir a los traficantes de personas, a los violadores de menores, a los pornógrafos infantiles y a los cabrones que les venden drogas a los niños.

Pero vamos a profundizar un poco más sobre esta cuestión. Es indudable que cada persona es dueña y soberana de su cuerpo. Y si las personas desean alquilar sus órganos sexuales para brindarle placer sexual a otras personas, deben tener toda la facultad legal para hacerlo. El hecho de que el Estado prohíba que una persona alquile sus órganos sexuales al mejor postor, es una indebida intromisión. Intromisión que está influenciada por las estúpidas creencias religiosas que prohíben la necesaria prostitución.

Otra cuestión que tenemos que decir, es que ha sido fantástico para el negocio de la prostitución que opera en los países democráticos, industrializados y consumistas —como Puerto Rico, Estados Unidos de América y Francia—, el hecho de que las mujeres se hayan apoderado del negocio de la prostitución de elevado nivel o de escoltas sexuales. Eso ha ocasionado, entre otras cosas: (1) que el necesario negocio de la prostitución se haya profesionalizado; y (2) que la mercancía sexual que se ofrece sea de mejor calidad y, sobre todo, más salubre. Además de eso, es incuestionable que esa profesionalización de la prostitución ha ocasionado que las mujeres que les alquilan sus vaginas, sus tetas, sus nalgas, sus lenguas y sus fluidos vaginales a los caballeros adinerados, ganen muchísimo dinero.

Además, es incuestionable que el control femenino sobre la prostitución profesionalizada en los países mencionados ha ocasionado que no exista, prácticamente, la prostitución forzada a esos altos niveles. Es decir, casi todas las putas de elevado nivel ofrecen sus servicios porque así lo desean. Lo que demuestra, indudablemente, que ese tipo de prostitución es voluntaria. Eso difiere grandemente de la prostitución callejera, en donde existe un gran número de prostitutas, incluyendo menores de edad, que son esclavizadas por proxenetas cabrones y despiadados que se quedan con casi todas las ganancias.

IV. Superiores en seguridad vial

Por otro lado, es harto conocido que los accidentes de tránsito son, mirándolos desde una perspectiva global, una cuestión bien costosa. De hecho, se sabe que «el costo mundial de los accidentes de tránsito se ha estimado en $518,000 millones anuales.»[cv] ¿Pero cuál es la situación en los países democráticos, industrializados, consumistas y adictos a los medios de comunicación —como Puerto Rico y Estados Unidos de América —con relación a los accidentes de autos?

Pues bien, en dichos países los accidentes de autos se han convertido en un problema económico y, sobre todo, en un asunto de salud pública. Sobre la cuestión de la economía y los accidentes, valga saber que los accidentes de autos llevan a los gobiernos de los países mencionados a invertir una gran cantidad de dinero y recursos en servicios directos a los lesionados y, en algunos casos, a los familiares de los lesionados. Tomemos como ejemplo lo que ocurrió en Puerto Rico durante el período de 2005 a 2006. Durante ese tiempo, el gobierno de Puerto Rico tuvo que utilizar unos cincuenta y cinco millones de dólares para proveerles servicios directos a los lesionados de los accidentes de autos.[cvi]

Pero no sólo los gobiernos tienen sendas situaciones económicas relacionadas con los accidentes de autos. Tanto las aseguradoras como los ciudadanos que sobreviven a tales situaciones, también las tienen. Así, por ejemplo, se sabe que «los conductores se lamentan de los costos de reparar sus carros y las aseguradoras de tener que desembolsar tantos millones para atender reclamaciones.»[cvii]

Además de eso, no se puede olvidar que en muchas ocasiones los accidentes de autos, particularmente los más aparatosos, les traen sendas consecuencias económicas, familiares y psicológicas a los familiares de los lesionados. ¿Saben por qué eso es así? Porque en muchas ocasiones los accidentes son bien aparatosos, al punto de que algunas de las personas involucradas terminan desmembradas o incapacitadas. Y eso, como sabe todo el mundo, ocasiona que las familias de los lesionados sufran de una sobrecarga económica y psicológica al tener que cuidar de los lesionados.[cviii]

Por otro lado, es de notar que antes dijimos que los accidentes de vehículos de motor son un problema de salud pública. Valga saber que dijimos eso por varias razones. Pero la que tiene más peso es la que establece que las muertes por accidentes de vehículos de motor son, en los estamentos mencionados, una de las principales causas de muerte. Sobre esta cuestión, valga saber que la **Organización Mundial de la Salud** no sólo ha clasificado los accidentes de autos como asuntos de salud pública, también los ha clasificado como «la tercera causa de muerte en el mundo.»[cix]

Ya que mencionamos a la *Organización Mundial de la Salud,* valga saber que esa acreditada organización también ha indicado que, cerca del noventa y cinco por ciento de los accidentes que ocurren al operarse vehículos de motor se deben a que los operadores de los vehículos que causaron los accidentes estaban distraídos o conduciendo de «una manera negligente.»[cx]

Habiendo dicho eso, la pregunta que nos tenemos que hacer es la siguiente: ¿para qué rayos plasmamos los datos señalados? Pues bien, plasmamos esos datos para poder decir que las mujeres que viven en los estamentos democráticos, industrializados y consumistas: (1) son mejores conductoras que los hombres; y (2) son más obedientes de las reglamentaciones relacionadas con el control del tránsito.

De hecho, sobre este último punto, tenemos que señalar que en los estamentos mencionados los hombres son los campeones: (a) de las infracciones de tránsito por conducir a exceso de velocidad; (b) de los arrestos por guiar bajo los efectos de bebidas embriagantes; y (c) de los accidentes fatales.

Viene en apoyo de lo antes indicado un estudio que realizaron investigadores de la **Universidad de Brunel,** en el Reino Unido. Según los hallazgos de dicho estudio, publicado en el año 2006, más del ochenta por ciento de las infracciones o denuncias relacionadas con la conducción de vehículos de motor a exceso de velocidad fueron presentadas en contra de conductores del sexo masculino. Otro dato interesante del estudio, es que cerca del noventa por ciento de las denuncias policiales por conducir de forma temeraria fueron presentadas en contra de conductores del sexo masculino.[cxi]

Otro estudio que viene a sostener la tesis que planteamos lo realizó el **Centro de Investigación de Asuntos Sociales** (SIRC en inglés), ubicado en el Reino Unido. Según los hallazgos de dicho revelador estudio, dados a conocer durante el año 2010, la inmensa mayoría de los accidentes de autos de carácter fatal fueron resultado de la temeridad o negligencia de los hombres al conducir. En otras palabras, el estudio señala que los hombres son lo mayores provocadores de los accidentes fatales.

Pero eso no fue lo único que demostró dicho estudio. También demostró que los hombres son cuatro veces más propensos, comparándolos con las mujeres: (1) a conducir bajo los efectos de bebidas embriagantes: (2) a rebasar de manera ilegal un semáforo que está en rojo; (3) a guiar con claro menosprecio a la vida y la integridad de otras personas.[cxii]

Para concluir, tenemos que decir que los datos que hemos provisto son demostrativos de que en los estamentos mencionados, los chóferes responsables –que en su inmensa mayoría son mujeres– evitan accidentes, muertes en las vías públicas y, sobre todo, «la pérdida de millones de dólares», tanto de la empresa privada como del gobierno.[cxiii]

Además de eso, todo lo antes plasmado demuestra de manera contundente: (1) que las mujeres que conducen vehículos de motor, más que los hombres, se preocupan por la salud y el bienestar de los conductores y de los peatones; (2) que los hombres son un peligro al volante; (3) que los gobiernos vienen obligados a ofrecerles a los hombres, que son los que están acabando con la vida de las personas en las vías públicas, cursos relacionados con la seguridad vial; y (4) que las mujeres conducen de una manera más segura que los hombres.

V. Impunidad al hostigar sexualmente

Por otro lado, es de saber que en los países democráticos, industrializados y consumistas, las mujeres de estos tiempos tienen más poder que las de antaño. Es decir, cada día que pasa vemos cómo más y más mujeres ocupan posiciones de supervisión y/o de administración en las empresas privadas y en el sector público. Y eso ha demostrado algo sumamente interesante, a saber, que el poder también les puede ocasionar serios daños a las mujeres.

Decimos eso porque en los países mencionados, estamos viendo que cada año aumentan las querellas laborales que presentan los hombres en contra de sus jefas. Así, estamos viendo que los hombres-empleados les radican a sus jefas más y más querellas relacionadas con discrimen racial, hostigamiento sexual, hostigamiento laboral, entre otras querellas laborales.

Tomemos como ejemplo lo que ocurre en los Estados Unidos de América. Allí, durante el año fiscal 2008-2009, el veinte por ciento de las querellas de hostigamiento sexual que recibió la «*U.S. Equal Employment Opportunity Commission*» fueron presentadas por hombres; y para más sorpresa, casi todas esas querellas tenían mujeres identificadas como hostigadoras.[cxiv]

Pero esta cuestión del hostigamiento sexual por parte de mujeres es algo bien interesante y, a la misma vez, lamentable. Decimos eso porque el asunto de las mujeres jefas hostigando sexualmente a los hombres: (1) no ha sido estudiado con profundidad; (2) tiende a ser minimizado por los medios de comunicación; (3) no es justamente atendido por los tribunales ni por los empleadores; y (4) tiende a ser minimizado por los patronos.

Antes de continuar, entendemos que debemos explicar brevemente qué es eso que se llama hostigamiento sexual en el empleo. Sobre eso, vamos a decir que el hostigamiento sexual en el empleo es, en apretada síntesis, cualquier tipo conducta sexual no deseada que ocurre «en la relación de empleo y afecta las oportunidades de empleo, el empleo mismo, sus términos y condiciones o el ambiente de trabajo de la persona. Este se manifiesta de diversas formas, desde insinuaciones de tipo sexual directa o indirectas…».[cxv]

Es importante tener claro que el hostigamiento sexual laboral se tiende a manifestar a través de avances sexuales indeseados, pedidos de favores sexuales y otras conductas verbales y/o físicas de naturaleza sexual que, repetimos, afectan directa o indirectamente el ambiente laboral.

Habiendo explicado eso, vamos a hablar en torno al punto número tres antes mencionado. Sobre eso, vamos a decir que la inmensa mayoría de los hombres que radican pleitos judiciales en contra de sus jefas por hostigamiento sexual, lamentablemente, tienden a salir trasquilados. Decimos eso porque en la mayoría de esos casos: (a) los hombres tienen a recibir unas compensaciones muy bajas, aun cuando los hechos fueron muy similares a otros casos en donde las mujeres hostigadas recibieron compensaciones bien altas; (b) a los hombres se les exige una mejor prueba para poder probar sus alegaciones.

Por su parte, en torno al punto número uno anterior tenemos que decir que, a pesar de que el asunto no se ha estudiado con gran profundidad, hay algunos datos bien reveladores sobre la problemática del hostigamiento sexual por parte de las mujeres. Lo primero que tenemos que decir es que los hombres, a diferencia de las mujeres, no suelen presentar querellas de hostigamiento sexual en contra de sus jefas. Ello, por motivo de que la mayoría de los hombres piensan que sus compañeros de trabajo y los miembros del sistema de justicia se mofarán de ellos.[cxvi]

Ahora bien, no podemos pasar por alto que a los hombres, debido a ese nauseabundo machismo con el que son criados, se les enseña que deben aprovechar todas aquellas oportunidades que se les presenten para follar con todas aquellas mujeres que les atraigan sexualmente. Por eso es que a la inmensa mayoría de los hombres que han sido sexualmente acosados por mujeres en posiciones de supervisión, «les cuesta sentirse acosados (…). Prefieren mirarse como objetos del deseo, pero bajo una connotación que lejos de cosificarlos les aumenta el ego de macho.»[cxvii]

Es indudable que lo antes mencionado ocasiona, particularmente si las mujeres son bellas, que una enorme cantidad de hombres sexualmente hostigados por mujeres en posiciones de poder: (1) sucumban al hostigamiento, es decir, terminen chingando con sus hostigadoras; y (2) eviten radicar querellas de hostigamiento sexual en contra de sus jefas folladas.

Sobre eso, tenemos que decir que no veo nada de malo que los hombres se aprovechen de las mujeres jefas que les acosen. Si las jefas desean ser folladas y chupadas por sus subalternos, y estos últimos entienden que las primeras son aptas para ser chingadas y chupadas, pues que así sea. Creemos que los hombres hostigados que se acuestan con sus jefas deben aprovechar esas oportunidades y sacarles el mejor provecho posible. Así, por ejemplo, deben tratar de obtener aumentos de sueldo o mejores posiciones en sus trabajos. En fin, la idea es sacarle el mejor provecho posible a las tetas, a las vaginas y a las posiciones de las jefas acosadoras.

Ahora bien, si las jefas son feas y no hay ninguna posibilidad de obtener beneficios económicos o laborales por parte de ellas, lo mejor que hacen los hombres hostigados es denunciar a sus acosadoras. Además, si las acosadoras que fueron folladas se tornan demasiado posesivas y comienzan a chantajear laboralmente a los hombres acosados, estos últimos no deben vacilar en radicarles querellas.

Lo segundo que tenemos que decir es que, a medida que las mujeres sigan ocupando posiciones de administración y supervisión dentro de las empresas privadas y dentro del sector público, los incidentes de hostigamiento sexual por parte de las mujeres tendrán números similares —por lo menos dentro de las cifras oscuras del hostigamiento sexual— a los incidentes de hostigamientos sexuales por parte de los hombres.

De hecho, valga saber que en estos días de la modernidad —en donde los hombres son los que dominan las posiciones de supervisión y liderazgo en los centros de trabajo—, el número de hombres hostigados por mujeres jefas es bastante alto. Decimos eso porque según un estudio que realizó el «*Department of Trade and Industry*», ubicado en el Reino Unido, dos de cada cinco casos relacionados con hostigamiento sexual son perpetrados por mujeres jefas o supervisoras.[cxviii]

Otro dato que nos demuestra que hoy en día hay más mujeres que hostigan sexualmente, es un análisis que fue realizado por investigadores del «*U.S. Equal Employment Opportunity Commission.*» Según dicho análisis, en los Estados Unidos de América, sólo el cinco por ciento de los casos de hostigamiento sexual que son cometidos por mujeres jefas o supervisoras son reportados de manera oficial.[cxix]

¿Qué demuestra todo lo antes discutido? Que el poder puede llevar a muchas mujeres jefas o supervisoras a cometer actos de hostigamiento sexual en contra de sus subalternos del sexo masculino. También demuestra que las mujeres tienen más probabilidad de salirse con la suya al hostigar sexualmente a los hombres, puesto que los hombres no tienden a denunciar a sus hostigadoras y los patronos tienden a minimizar ese tipo de hostigamiento femenino.

Capítulo cinco
Superiores en inconformismo físico

I. Inconformismo físico

Todos los seres humanos, en algún momento de sus vidas, sienten algún tipo de inconformismo con su cuerpo. Pero no hay que alarmarse por ello, puesto que sentir cierto grado de inconformismo con el físico es normal. Ahora bien, lo que no es normal es lo que está ocurriendo en estos tiempos de la modernidad, en donde millones de personas sienten un fuerte inconformismo con su físico. Valga saber que ese fuerte inconformismo con el físico es causado, en su inmensa mayoría, por los patéticos medios de comunicación. Medios esos que son, meramente, fuentes para el mercadeo, la autopromoción y la promoción de la estupidez.

¿Saben por qué decimos eso? Porque a través de sus programas, anuncios, modelos y expertos de pacotilla, los medios de comunicación: (1) dictan las pautas de lo que debe ser una figura corporal y televisivamente adecuada; (2) establecen qué tipo de proporciones deben tener las partes de los cuerpos; (3) establecen, sin ningún tipo de rigor intelectual, quiénes son o deberían ser personas importantes.

De hecho, para que usted vea el enorme poder que tienen los medios de comunicación sobre la mente de las personas, particularmente sobre las mujeres, valga saber que «un estudio encontró que sólo 30 minutos de programación televisiva y la publicidad pueden cambiar la forma en que una joven mujer percibe su cuerpo, porque la imagen del cuerpo puede verse influida por la de una forma ideal.»[cxx]

Habiendo dicho eso, no está de más recordar que en estos tiempos de la modernidad las mujeres son las campeonas del inconformismo físico. Y eso llega al punto de que gran cantidad de mujeres que viven en países democráticos, industrializados, faranduleros y consumistas, gastan billones de dólares al año en productos de belleza y/o en procedimientos de belleza reconstructiva. De hecho, se sabe que en los Estados Unidos de América las mujeres gastan más dinero que los hombres en productos de belleza, al punto que se estima que las mujeres estadounidenses gastan unos «US $ 7 mil millones al año» en productos de belleza vanidosa.[cxxi]

Pero eso no es todo lo que tenemos que decir sobre lo anterior. Debemos señalar, además, que cada vez que una persona sale a las calles de los países mencionados, puede percatarse de cómo las mujeres se avergüenzan de su físico. Decimos eso porque cada vez que vemos a una mujer nítidamente maquillada, como si fuera un payaso, estamos viendo a una persona que siente un gran inconformismo con su físico, particularmente con su rostro.

Dicho eso, hablemos un poco en torno a lo que nosotros llamamos la belleza reconstructiva-cosmética, esto es, lo que se conoce por ahí como las cirugías plásticas de índole cosmético. Comencemos diciendo que la cirugía plástica, como regla general, «es una especialidad de la Medicina que busca reconstruir las deformidades y corregir las deficiencias funcionales del cuerpo humano. La palabra plástica viene del griego *'plastikos'* y significa moldear o transformar.»[cxxii]

En la actualidad, la cirugía plástica se divide en dos áreas, a saber, en la cirugía cosmética y en la cirugía reconstructiva. En el caso de la cirugía cosmética, que es la cirugía de la vanidad, valga saber que ese tipo de cirugía es la que las personas —mayormente mujeres— se realizan para embellecerse aquellas partes de sus cuerpos que, según los estándares televisivos de belleza, no son bellos.[cxxiii]

Pues bien, valga saber que las mujeres —debido al gran inconformismo que sienten con sus cuerpos— son las campeonas del bisturí, es decir, ellas son las que más se realizan cirugías plásticas de índole cosmético. Sobre esto, valga saber que se estima que en los Estados Unidos de América, inclúyase a Puerto Rico, «el grueso de los pacientes de cirugías plásticas todavía son mujeres (aproximadamente el 85%).»[cxxiv]

Pero lo más curioso de esta cuestión, no es el hecho de que la mayoría de las mujeres que se realizan cirugías plásticas lo hagan en aras de corregir alguna terrible deformación natural de sus cuerpos, sino por el hecho de que se hacen cirugías plásticas por el gran amor que sienten hacia la vanidad. Vanidad esa que, indiscutiblemente, es fomentada, aceptada y promocionada por los diabólicos medios de comunicación.

Y un dato que corrobora eso, es que la mayoría de las mujeres que acuden ante los cirujanos plásticos les piden a estos últimos que los procesos vanidosos tengan unos resultados, por sorprendente que parezca, similares o *cuasi* similares a los de algunas mujeres que aparecen a través de los medios de televisivos y/o a través de las pantallas de los cines.

Lo que hemos querido decir con esto es que, en los países democráticos, industrializados, consumistas y faranduleros, «das mujeres y las niñas están gastando sumas increíbles de dinero» en cirugías plásticas, con la principal finalidad de parecerse: (1) a algunas de las modelos que aparecen en las revistas de belleza; y (2) a algunas de las artistas de cine y/o de televisión.[cxxv] Así, por ejemplo, usted puede ver que muchas mujeres les piden a los cirujanos plásticos que, entre otras acciones, les hagan una boca parecida a la de Angelina Julie o que les hagan una nariz como la de Nicole Kidman.

Por otro lado, no podemos cerrar este capítulo sin discutir un asunto bien interesante. Es hartamente conocido que muchas mujeres se realizan cirugías plásticas y gastan miles de dólares al año en productos de belleza, por razón de que tienen el objetivo de mantenerse o acceder «a unos espacios de poder.»^{cxxvi} Pero lo curioso de eso, para consternación de millones de feministas, es que muchísimos de esos círculos de poder están controlados —en su mayoría— por hombres. Vamos a explicar esto.

Es harto conocido que las esferas de poder dentro de los medios de comunicación, incluyendo las que están relacionadas con la industria pornográfica, están controladas por hombres. También es un hecho fuertemente establecido que la industria de la moda, en su mayoría, está controlada por hombres. Pues bien, muchas mujeres que trabajan en esas industrias o que desean trabajar en ellas —incluso muchas que dicen ser feministas—, se realizan cirugías y compran cuanto embarre facial embellecedor vendan por ahí para poder tener o mantener una figura que esté acorde con los patrones de belleza que han establecido los hombres que controlan las industrias mencionadas.

Eso sin contar el hecho de que miles de mujeres que trabajan en la industria del cine, inclusive las que trabajan en las películas porno, se hacen cirugías plásticas y compran cuanto embarre facial vendan por ahí para mantener o tener un estándar de belleza que los hombres, que son los que dominan esas industrias, han establecido.

Es indudable que todo lo anterior es alarmante y, a la misma vez, sorpresivo. Es alarmante porque las personas, mayormente las mujeres, han permitido y convertido a las sociedades democráticas en unos lugares en donde el físico que tengan las mujeres es más importante que la profundidad intelectual que puedan poseer. Es decir, estamos viviendo en unas sociedades altamente feminizadas en donde «la imagen es más importante que el contenido.»[cxxvii] Y en aras de conseguir la imagen deseada, es altamente recomendable el bisturí y los embarres que se vendan por ahí para la piel.

¿Saben en dónde se puede ver esto que estamos diciendo de una manera bien significativa? En los concursos de belleza, particularmente en los que se utilizan para alabar la vanidad femenina. Es harto conocido que los certámenes más famosos en torno a la belleza exterior están relacionados con los cuerpos femeninos, aun cuando la inmensa mayoría de las empresas que producen, patrocinan y controlan dichos certámenes están controladas por hombres. También es conocido el hecho de que en esos certámenes, y esto no se puede negar, lo que se hace es seleccionar a las mujeres que resulten, debido a su gran atractivo físico, las más deseadas desde el aspecto sexual.

No obstante todo lo antes escrito, es trascendental mencionar un dato sumamente curioso. En los países mencionados hay mujeres que son tan astutas e inteligentes que, las cirugías plásticas que se hacen y los embarres faciales que se untan no están directamente relacionados con su

El Imperio de la Vagina

inconformismo físico, sino con el hecho de que desean, a toda costa, entrar en ciertos espacios de poder dentro del mundo corporativo de alto nivel. Nos explicamos.

Esas mujeres se hacen cirugías plásticas de índole cosmético y gastan mucho dinero en embarres faciales a causa de que quieren, por sorprendente que parezca, ser las favoritas de sus jefes. ¿Y por qué quiere ser las favoritas de sus jefes? Porque saben que podrían, una vez hayan cautivado las miradas de sus poderosos jefes: (1) entrar a los círculos de poder; y (2) desplazar a otras personas que quieran obtener las bendiciones de sus jefes.

Es indudable que lo antes mencionado puede sonar extraño y chocante, pero la experiencia enseña que no lo es. Recordemos que el mundo corporativo de alto nivel es controlado y dominado por hombres heterosexuales, y que hay muchos empleados y empleadas que desean penetrar a esos círculos de poder exclusivos a toda costa. Y como los hombres heterosexuales que controlan esos círculos de poder son «100% visuales, lo que deleite a sus pupilas será lo que llame su atención. Es por esto que una mujer bella atraerá más miradas masculinas, lo cual le otorgará poder ante los demás» competidores. [cxxviii]

De hecho, está comprobado que dentro de ese privilegiado mundo corporativo —que como dijimos, tiende a estar controlado por hombres heterosexuales—, las mujeres que posean bellos cuerpos y que vistan con elegancia y sensualidad tienen, sobre las mujeres feas y desaliñadas, muchas más probabilidades de alcanzar posiciones de poder y liderazgo.[cxxix]

Por otro lado, no podemos cerrar este capítulo sin señalar algo sumamente revelador sobre el patético amor de las mujeres hacia la vanidosa belleza exterior. Lo que tenemos que decir es que, gran cantidad de mujeres que viven en países democráticos, consumistas e industrializados: (1) adorarían ser las mujeres más bellas del mundo; (2) tienen su autoestima tan jodida, que se pasan gastando fuertes cantidades de dinero con el fin de cumplir o tratar de cumplir con los estándares de belleza televisualmente establecidos; y (3) no desean que sus hijos sean externamente feos.

Y sobre el punto número tres señalado, tenemos que apuntar que ese deseo de tener hijos corporalmente bellos es tan enfermizo que, la mayoría de las mujeres de los países mencionados tienen una inclinación natural hacia el rechazo de bebés que sean feos o que tengan serias deformaciones físicas.[cxxx]

Capítulo seis
Superiores en
consumismo chatarra

I. Campeonas en consumismo cosmético

Por otro lado, es harto conocido que en los países democráticos, industrializados y consumistas, las mujeres tienden a ser las campeonas del patético consumismo chatarra. Pero lo más curioso de eso, no sólo es el hecho de que las mujeres sean las campeonas del consumismo, sino que tienden a establecer justificaciones —muchas veces apoyadas por todos esos "expertos" pop que aparecen en los medios de comunicación— para tales aberrantes conductas.

Tomemos como ejemplo el asunto de las cirugías plásticas de índole cosmético, es decir, las cirugías que se realizan por el simple hecho del culto a la belleza. Es harto conocido que en los países democráticos, consumistas e industrializados —como Puerto Rico, España y Estados Unidos de América—, «las mujeres y las niñas están gastando sumas increíbles de dinero para parecerse a las modelos en las revistas de moda, ideal de la sociedad actual.»[cxxxi]

Es indudable que ese tipo de cirugías cosméticas, como las que se realizan las mujeres petulantes para tener un redondeado y carnoso culo parecido al de algunas de sus estrellas favoritas, son parte del consumismo chatarra. No hay ninguna razón válida ni lógica para gastar tanto dinero en esas estupideces. En fin, las mujeres comunes y corrientes que gastan miles de dólares en esos procedimientos chatarra en aras de ajustar sus físicos a los patrones de belleza faranduleros, lo que hacen es perder su dinero y su tiempo.

¿Saben por qué decimos eso? Por razón de que, no importa cuánto dinero gasten en esos procesos médico-consumistas, dichas mujeres comunes y corrientes: (1) siempre seguirán viviendo sus patéticas y aburridas vidas; (2) se van a convertir en unas achacosas y decrepitas viejas que, para su tristeza, tendrán muchísimas arrugas por todos sus envejecidos cuerpos; (3) van a tener unas vaginas, al llevar a la vejez, que no estarán aptas para ser folladas; (4) se van a morir y, sobre todo, les van a salir gusanos por sus culos y por sus vaginas.

Y si eso es patético, más patético es el hecho de que las mujeres consumistas y vanidosas —con todas sus cirugías cosméticas, embarres faciales y maquillajes de payasos— no se percatan de que, a través de su patético consumismo, lo que hacen es adoptar los conceptos de belleza deseados por los hombres y, sobre todo, infectando con la putrefacción del consumismo: (1) a las generaciones más jóvenes; y (2) a las generaciones más viejas.

Nótese que dijimos en el párrafo anterior, que el consumismo cosmético también ha contagiado a las generaciones más viejas. ¿Saben por qué dijimos eso? Porque muchos cirujanos plásticos que laboran en países democráticos, industrializados y consumistas, han comenzado a obtener buenas ganancias económicas gracias a que sus clínicas, consideradas por muchos como unas pequeñas capillas que están dedicadas a la diosa Vanidadcristo, están siendo inundadas por viejas decrépitas.

Esto nos ha hecho recordar los hallazgos de una interesantísima investigación que, durante el año 2010, fue presentada durante el *Congreso Nacional de la Sociedad Española de Medicina Estética*. Según los hallazgos de dicha investigación, en los últimos años ha habido un significativo aumento en la cantidad de personas mayores de sesenta años de edad que, por razones puramente vanidosas y consumistas, acuden a las oficinas de sus cirujanos plásticos favoritos «a realizarse tratamientos de belleza.»[cxxxii]

Y si lo anterior es patético, más patético es observar cómo —particularmente en las sociedades arriba mencionadas— los medios de comunicación y los "pop expertos" se pasan recomendando y justificado el hecho de que las viejas decrepitas —con sus vaginas, tetas, nalgas y cuerpos afeados y arrugados— gasten el poco dinero que poseen, que regularmente es para sobrevivir con algo de dignidad durante el final de sus vidas, en procedimientos médico-vanidosos.

Llegados a este punto de la discusión, tenemos que decir que no podemos cerrar esta sección sin antes decir que: (1) es ridículo e innecesario que una persona común y corriente que haya llegado a la asquerosa etapa de la vejez, esté pensando en realizarse una cirugía plástica para mejorar su añeja apariencia; (2) no es razonable ni inteligente que una persona mayor de edad esté gastando su dinero en procedimientos relacionados con cirugías cosméticas; (3) toda persona mayor de edad, en vez de estar pensando en cómo mejorar su apariencia física a través del bisturí del cirujano plástico, debería pensar en cómo mantener su cerebro y sus músculos en buen estado.

Inclusive, también opinamos que todos los viejos que hayan llegado a la vejez con la mente en buen estado, deberían gastar parte de su dinerito mensual en libros, en seminarios y en libros que contengan ejercicios mentales. La idea es que se mantengan, durante toda la vejez, ejercitando sus cerebros.

II. Campeonas en consumismo depresivo

Por otro lado, es harto conocido que la depresión es una poderosa enfermedad mental que ocasiona: (1) que las personas estén tristes y menoscabadas de energía; y (2) que las personas pierdan interés hacia actividades que solían entusiasmarles. También es conocido que muchas «personas que padecen de depresión suelen presentar otros síntomas como dolores de cabeza, problemas digestivos, calambres, espasmos musculares y dolor en la espalda baja.»[cxxxiii]

Con ese trasfondo en mente, es importante mencionar que la ciencia ha demostrado que las mujeres, entre otros asuntos, son las campeonas de la depresión. Y la razón por la cual decimos lo anterior es, principalmente, porque, en la inmensa mayoría de los países democráticos, consumistas e industrializados, las mujeres son las que dominan la inmensa mayoría de las estadísticas que están relacionadas con las personas depresivas. Y no hay que olvidar, además, que la data científica también demuestra que «los hombres son menos propensos que las mujeres a sufrir depresión…».[cxxxiv]

Nos imaginamos que algunas personas se estarán preguntando, qué carajos tiene que ver el asunto de la depresión con el consumismo. *¡Sencillo!* La data empírica ha demostrado con marcada contundencia que, cuando las mujeres están deprimidas tienden a gastar mucho dinero en porquerías. Es decir, entran en unos enfermizos patrones de consumo.

Pero lo más lamentable sobre lo que estamos discutiendo, es que algunas mujeres que están deprimidas: (1) asumen unos patrones consumistas bien perjudiciales, al punto de que prefieren estar más tiempo en las tiendas que en sus hogares; (2) gastan enormes cantidades de dinero en porquerías, a pesar de pertenecer a la clase social más baja. Sin contar que por ahí hay un montón de mujeres depresivas que, por no buscar ayuda profesional a tiempo, asumen unos enfermizos patrones de consumo que les hacen descuidar muchas de sus obligaciones económicas, como por ejemplo, los pagos de las utilidades y la compra de atuendos para sus hijos menores de edad.

Habiendo explicado lo anterior, nos imaginamos que algunas personas se estarán preguntando, ¿por qué muchas mujeres que sufren de depresión tienden a incurrir en actuaciones consumistas? Para contestar esa pregunta, tenemos que ver los resultados de una investigación realizada por investigadores de la **Universidad de Hertfordshire**, en el Reino Unido. Según dicha investigación, muchas mujeres depresivas «utilizan las compras como regulador emocional, una forma de anestesiarse a sí mismas contra los sentimientos negativos o la insatisfacción vital que padecen en épocas difíciles.»[cxxxv]

III. Superiores en consumismo general

Por otro lado, siempre se ha dicho por ahí que las mujeres adoran estar comprando bienes y contratando servicios. Pues bien, valga saber que hemos llegado a la conclusión de que eso es cierto. Para sustentar nuestra creencia, que tal si recordamos que líneas arriba mencionamos, entre otros asuntos, que en los países democráticos y consumistas hay un montón de mujeres que adoran consumir bienes y/o servicios cuando están tristes y, sobre todo, cuando están agobiadas por las presiones de la vida.

Otra data que demuestra que nuestra creencia es válida, fue una investigación que publicó la **Editorial Primera Hora**, ubicada en Puerto Rico. Según los resultados de dicha investigación, dados a conocer durante el año 2010, las mujeres son las campeonas del consumismo. De hecho, la investigación demostró que las mujeres — mayormente las residentes de los Estados Unidos de América— «dedican en promedio tres años de su vida a salir de compras…».[cxxxvi]

Otra cuestión interesante que tenemos que decir, es que en los países democráticos y consumistas siempre ha existido una creencia popular que establece, en lo pertinente, que las mujeres —más que los hombres— adoran la cuestión del "Windows Shopping." Es decir, el acto de acudir a las tiendas y a los centros comerciales a ver las mercancías que están en venta.

Pues bien, valga saber que esa creencia popular es cierta. Decimos eso porque la misma investigación que señalamos antes demostró que las mujeres, mayormente las que viven en los Estados Unidos de América, «salen simplemente a ver escaparates una media de 51 veces al año…».[cxxxvii]

De otra parte, ahora vamos a analizar, brevemente, algunas de las acciones consumistas que tienden a cometer muchas mujeres que viven en países democráticos, consumistas e industrializados. Lo primero que vamos a decir es que muchas mujeres heterosexuales, jóvenes y saludables, particularmente las que viven en estamentos como los mencionados: (1) se pasan comprando unas porquerías costosísimas que se utilizan para que (ellas) les puedan enseñar a sus deseados hombres, de manera libidinosa, sus tetas, sus nalgas y sus piernas; (2) se pasan acudiendo a los cirujanos plásticos para que les agranden sus tetas, sus nalgas y/o sus labios.

Pero lo más curioso de lo antes señalado, es que las mujeres que consumen los bienes y/o los servicios mencionados lo hacen: (a) sin tener la más mínima necesidad de tener que comprar dichos ropajes exhibicionistas; (b) sin tener la necesidad de operarse las nalgas, los labios y/o las tetas.

Y no se puede olvidar que gran cantidad de mujeres, cuando están enchuladas de algún hombre, tienden a incurrir en conductas como las señaladas con mucha más frecuencia. Viene en apoyo de esto una investigación que realizaron varios investigadores de la **Universidad de Minnesota**, en los Estados Unidos de América. Según los resultados de dicha investigación, que fueron dados a conocer durante el año 2010, cuando las mujeres heterosexuales y sexualmente activas ven a hombres que les son sexualmente atractivos, tienden a comprar y/o a desear comprar ropa más sexy, «sin importar su estado de fertilidad.»[cxxxviii]

Esto nos lleva a entender las razones por las cuales algunas tiendas que venden ropas para mujeres, se pasan colocando imágenes de hombres corpulentos, bellos y atractivos, en y/o cerca de las áreas en donde se venden las sexy indumentarias que se ponen las mujeres heterosexuales.

Aprovechamos, por último, para exponer varios asuntos que están estrechamente ligados con el diabólico consumismo. Y lo primero que vamos a mencionar es que está demostrado, que la inmensa mayoría de las personas que adoran estar consumiendo porquerías —que mayormente son mujeres— y que viven en sociedades industrializadas, consumistas y democráticas, no se percatan que sus colectividades son frívolas, hedonistas y consumistas. En donde se tiene el enfermizo deseo de estar buscando, de manera incesante, una «gratificación inmediata» a través de la compra de bienes y/o servicios innecesarios.[cxxxix]

Además, las personas mencionadas tampoco se percatan que el patético consumismo: (1) les ha llevado a convertirse en seres hedonistas, superfluos y materialistas; (2) ha ocasionado que las marcas comerciales de los productos que más consumen y adoran, les ha atrofiado sus pensamientos. Y la razón por la cual decimos esto es, principalmente, porque, una investigación realizada por investigadores de la **Universidad de Duke**, en los Estados Unidos de América, demostró que «las marcas de las compañías ejercen en las personas el mismo efecto que la religiosidad:

aumentan la autoestima y ayudan a auto-definirse socialmente.»[cxl]

Ahora bien, la pregunta obligatoria es la siguiente: ¿qué rayos tiene que ver lo antes plasmado con las mujeres? Lo anterior tiene que ver con las mujeres porque, por lo regular, son ellas las que más utilizan la fidelidad hacia una marca comercial para aumentarse su atrofiada y consumista autoestima. De hecho, vale indicar que está tajantemente demostrado que las mujeres, más que los hombres, «son más leales y más propensas a seguir adquiriendo una marca que les gusta.»[cxli]

Es indudable que lo acabado de decir es bien alarmante, por motivo de que demuestra (1) que por ahí más mujeres que hombres que necesitan comprar ciertos productos para aumentarse su patética y enferma autoestima; y (2) que las mujeres, más que los hombres, tienden a autodefinirse socialmente a través de las marcas de los productos que compran.

Lo anterior también es alarmante porque demuestra, además, que por ahí hay más mujeres que hombres que tienen la insaciable necesidad de estar comprando porquerías específicas. Obedeciendo a unos enfermizos impulsos que les llevan a creer, entre otras cosas, que tienen que comprar porquerías de una marca en específico: (1) para sentirse, dentro de sus atrofiadas mentes, importantes y notables; y (2) para sentirse que son aceptadas dentro de algunos grupos que están compuestos por patéticos consumistas.

IV. Feminización de los productos de consumo

Hemos visto que los consumistas tienen una patética y enfermiza necesidad de estar comprando «lo innecesario obedeciendo a un impulso por hacerse visibles, o sea, conspicuos.»[cxlii] También vimos que las empresas y los publicitas están conscientes: (1) de esos impulsos consumistas; y (2) de que las mujeres —más que los hombres— son muy fieles a las marcas.

También vimos que las empresas y los publicistas están al tanto de que las mujeres, en especial las que viven en países democráticos e industrializados, son las personas que más consumen bienes y servicios. Y no está de más recordar que en los países mencionados, cerca del «80% de las decisiones sobre lo que se compra en una casa son tomadas por las mujeres.»[cxliii]

Pues bien, como los publicistas y los dueños de las empresas saben todo antes mencionado, lo que están haciendo —en aras de meterle la mano a las carteras de las mujeres de los países indicados— es feminizando «sus productos.»[cxliv] Por eso es que en muchas de las grandes y medianas empresas hay personas que están encargas de averiguar: (1) qué les agrada a las mujeres sobre los productos que ofrecen; y (2) qué cosas pueden ser feminizadas.

Valga saber que cuando decimos que los empresarios han comenzado a feminizar sus productos, nos estamos refiriendo a todo tipo de categorías. Así, por ejemplo, en estos días hemos visto cómo se han feminizado: (1) algunos papeles de baño; (2) muchas producciones cinematográficas y televisivas; y (3) algunas latas y botellas de refrescos. Por eso se puede decir, que la feminización de los productos de consumo debido a la supremacía vaginal en las sociedades democráticas es, incuestionablemente, una cuestión impresionante e imparable.

Dicho eso, ahora le vamos a realizar una pregunta a usted: ¿sabe qué industria ha comenzado a feminizarse? Por increíble que parezca, la contestación está relacionada con la millonaria industria de la pornografía. Nos explicamos.

Es por todos conocido que la maravillosa y necesaria pornografía, no es más que una manifestación «de la sexualidad.»[cxlv] También es por todos conocido: (1) que las mujeres y los hombres tienen fantasías sexuales; y (2) que la inmensa mayoría de los adultos que viven en países democráticos e industrializados, han visto material pornográfico.[cxlvi]

Pues bien, es de saber que en estos tiempos de la modernidad: (1) cada vez son más las mujeres que disfrutan de la pornografía; y (2) hay muchas mujeres que han decidido convertirse en empresarias de la pornografía. Por eso es que cada día que pasa uno puede ver más mujeres: (1) dirigiendo y produciendo películas pornográficas; y (2) trabajando como manejadoras y representantes de artistas de dicha industria. Inclusive, también estamos viendo cómo muchas actrices porno, luego de varios años de estar trabajando como actrices, han decidido independizarse y «montar sus negocios» sobre cuestiones pornográficas.[cxlvii]

Es indudable que todo lo antes mencionado ha ocasionado una revolución vaginal dentro del mundo de la pornografía, al punto de que «cada día aparecen más productos [pornográficos] realizados por mujeres» y más productos pornográficos adaptados «a los gustos femeninos.»[cxlviii]

Habiendo dicho eso, entendemos que debemos mencionar un ejemplo que proviene de los Estados Unidos de América. Allí, había una afamada actriz llamada Lisa Demarco que, luego de estar varios años trabajando como actriz porno, decidió independizarse y montar su propia compañía de producciones pornográficas. De hecho, hoy en día Lisa no sólo es una fotógrafa y una actriz porno que trabaja de manera independiente, también se desempeña como directora y productora de películas porno. Dándole con ello, un toque femenino a las películas que produce y a las fotos que publica.[cxlix]

Siguiendo con asuntos sexuales, ahora tenemos que mencionar que por ahí hay otro negocio de índole sexual que, por sorprendente que parezca, se ha feminizado de una manera bien marcada. Nos referimos al lucrativo y necesario negocio de la prostitución. Al respecto, todos sabemos que, hace un tiempo atrás, casi todos los trabajadores sexuales eran del sexo femenino.

También sabemos que esas putas, casi siempre, eran controladas por hombres.

Pues bien, en estos contaminados tiempos de la modernidad, es normal que podamos ver en muchos países a hombres bellos y dotados brindándoles servicios sexuales a las mujeres. En otras palabras, la figura del prostituto es muy común en muchísimos estamentos. Pero lo más curioso de esa cuestión, es que cada día que pasa aumenta la cantidad de hombres prostitutos que están al servicio de las mujeres.

Si eso fue sorprendente, más sorprendente será saber que hay algunos países que se han convertido en centros de turismo sexual para mujeres heterosexuales. Como ejemplo de esos países podemos mencionar a Jamaica, Indonesia, Jordania y Senegal. Pero el caso más llamativo proviene de Jamaica, ya que se estima que, todos los años, más de cincuenta mil mujeres heterosexuales —la inmensa mayoría de ellas europeas y norteamericanas que están entraditas en edad— contratan los servicios de los prostitutos.[cl]

Es importante tener presente que la prostitución para mujeres heterosexuales se divide en dos categorías, a saber, en prostitutos baratos y en prostitutos costosos. Sobre los primeros, tenemos que decir: (1) que se tienden a conseguir en los países del tercer mundo; (2) que las mujeres que los contratan para que les follen y les chupen sus viejas vaginas, no tienen que pagarles grandes cantidades de dinero; y (3) que regularmente son unos muchachitos que tienen una necesidad urgente de conseguir dinero.

En torno a los prostitutos costosos, tenemos que decir que en casi todos los países, incluyendo en los Estados Unidos de América y en la Unión Europea, existe ese tipo de prostituto VIP. Por lo regular, esos prostitutos costosos y heterosexuales: (1) trabajan como escoltas; y (2) tienen una clientela que está compuesta, en su mayoría, por mujeres mayores de cuarenta años de edad que ganan buen dinero debido a que tienen buenos trabajos.

Otra cuestión importante que hay que saber en torno a los prostitutos V.I.P. para mujeres, es que: (1) regularmente son controlados por una mujer, que en el mundo de la prostitución se le llamada la madama; (2) tienden a ser hombres guapos, jóvenes, saludables, educados, amables, simpáticos, limpios, conversadores, discretos y, sobre todo, titanes a la hora de follar mujeres.[cli]

Discutido ese asunto, echémosle una mirada a otra industria que está siendo feminizada. Como vieron antes, las mujeres tienen «más desarrolladas las papilas gustativas y el olfato.» Pues bien, los dueños de las empresas del vino han reconocido esa superioridad femenina y han comenzado a contratar a muchas mujeres como enólogas.[clii]

¿Saben en dónde hay muchas mujeres trabajando como enólogas? En Chile. Allí, se estima que el cincuenta por ciento de los empleados que están directamente relacionados con la creación de un buen vino son mujeres. Es decir, en ese país latinoamericano las mujeres componen la mitad de las personas que están encargadas de «todo el proceso de creación de vinos, desde las bodegas, pasando por la cosecha, la vendimia y la preparación.»[cliii]

Sobre el toque femenino dentro de la industria del vino en Chile, valga saber que la **Asociación de Enólogos de Chile** ha certificado que varios críticos de la industria del vino han manifestado que las viñas de Chile «tienen preferencia por hacer tintos femeninos, o sea, tragos dulces y livianos que encandilan a las féminas e incluso las ponen a punto para una sesión romántica.»[cliv]

Por otro lado, es importante mencionar que los productos que ofrecen las empresas manufactureras no es lo único que está siendo feminizado por la supremacía vaginal dentro del mercado consumista. También están siendo feminizados los anuncios que las empresas crean y trasmiten a través de los medios de comunicación. De hecho, cada vez son más los anuncios y las campañas publicitarias que realizan las empresas en aras de captar la atención de las mujeres consumistas.[clv]

Resulta importante mencionar, además, que los empresarios y los publicistas no sólo se están concentrando más en las mujeres, también están trabajando para que sus productos y servicios sean del agrado de las mujeres. Es decir, las personas mencionadas: (1) quieren que a las mujeres les agraden sus productos: y (2) desean que sus productos y/o servicios reciban la menor cantidad de críticas posibles por parte de las mujeres.

¿Saben por qué eso es así? Porque las mujeres —más que los hombres— que viven en países democráticos, industrializados y consumistas, tienen a difundir informaciones sobre sus productos favoritos y sobre los productos y servicios que han comprado «a través del boca-oreja y de las redes sociales en Internet.»[clvi]

Como hemos visto, en estos tiempos de la modernidad las mujeres de los países mencionados han acaparado, de una manera bien significativa, el mundo del consumo. Al extremo de que muchos empresarios y publicistas se preocupan por lo que las mujeres tengan que manifestar sobre sus productos y/o servicios. Por eso es que se puede decir, que en el mundo empresarial de estos días se le teme a las opiniones de las mujeres consumistas.

Por último, ahora le vamos a realizar otra pregunta: ¿sabe qué cuestión también se ha feminizado? Por increíble que parezca, la contestación está relacionada con las estrategias de negociación. Nos explicamos.

Varios estudios —como uno que realizaron investigadores de la **Universidad de Tel Aviv**, en Israel— han demostrado, por sorprendente que parezca, que las mujeres están «mejor dotadas que los hombres para negociar.»[clvii] Lo que ha provocado, que muchas empresas y expertos: (1) hayan estudiado el tema a profundidad; y (2) hayan preparado manuales que reconocen las destrezas mentales que poseen las mujeres a la hora de negociar.

Por eso es que en estos días estamos viendo que, dentro del selecto mundo de las negociaciones empresariales y gubernamentales de alto nivel: (1) ha aumentado la presencia femenina; y (2) hay muchos negociadores que han incorporado, dentro de sus técnicas y estrategias de negociación, «formas de actuar femeninas.»[clviii]

V. El enfermizo consumo

Por otro lado, se puede notar que en varias ocasiones hemos hablado sobre el patético consumismo. Pues bien, valga saber que, aunque en los países democráticos e industrializados las mujeres son las que más consumen productos y servicios innecesarios, los hombres de dichos países también han sido seducidos por esa aberrante cuestión. Y eso es una cuestión fatal, puesto que todo ese patético consumismo masculino y femenino le ha traído graves consecuencias al «bienestar de los pueblos y del planeta.»[clix]

Dicho eso, que tal si hablamos un poco en torno a las consecuencias del consumismo sobre el bienestar de nuestro insignificante planeta. Lo primero que tenemos que decir, es que todas esas «cicatrices que surcan la cara de nuestra tierra, como la erosión, la deforestación, el expolio de los recursos minerales y de los océanos, se debe a un insaciable consumo.»[clx]

Lo segundo que tenemos que decir, es que el diabólico consumismo, incuestionablemente, ocasiona que cientos de miles de personas mueran al año como consecuencia directa de la falta de alimentos y recursos que les ayuden a tener una calidad de vida adecuada.

Lo que queremos decir con lo anterior es, principalmente, que el consumismo ocasiona que los ricos y poderosos que controlan los mercados se pasen utilizando los pocos recursos que tiene nuestro contaminado planeta: (1) para producir, de manera irresponsable, bienes y servicios innecesarios y/o a precios exorbitantes; (2) con la finalidad de satisfacer los diabólicos deseos de los desalmados consumistas; (3) sin tomar en cuenta que en el mundo hay millones de seres humanos que podrían sobrevivir si tuvieran acceso a, por lo menos, una pequeña porción de dichos bienes.

Por eso es que estamos de acuerdo con el **Dr. Arturo Schopenhauer**, uno de los filósofos más importantes del siglo XX, cuando manifestó que, «para que un número exiguo de personas pueda tener lo inútil, lo superfluo, lo refinado y satisfacer así urgencias artificiales, deben gastarse a tal fin una formidable parte de las energías humanas, hurtadas a la producción de lo que es necesario e indispensable.»[clxi]

Ahora hablemos un poco en torno a las consecuencias que ocasiona el diabólico consumismo sobre el bienestar de las personas. Lo primero que tenemos que decir, es que el macabro consumismo ocasiona un grave embrutecimiento en las mentes de las masas populacheras que se pasan cagando y meando en los países democráticos, consumistas e industrializados. Es indudable que en esos países, las personas están tan embrutecidas de la mente que, absurdamente, creen que comprar porquerías innecesarias es sinónimo de felicidad. Pero todo eso es una gran equivocación, puesto que ha sido comprobado que el pérfido «consumismo no significa felicidad.»[clxii]

Otra cuestión que demuestra el enorme embrutecimiento mental que ocasiona el consumismo, es que las personas que se han dejado seducir por el consumismo creen, entre otras necedades, que son seres de más valor social que las personas que no tienen muchas cosas. Es decir, las personas que se compran autos lujosos, casas lujosas, relojes costosos, entre otras porquerías costosas, creen que valen más que las personas que no tienen nada de eso.

Es indudable que pensar de esa manera es un grave error y una gran lástima. Todos sabemos que los bienes materiales «no le añaden valor a las personas.»[clxiii] También sabemos que, por más cosas que los materialistas puedan comprar y poseer, al final de esta divina comedia llamada vida todos se morirán y les saldrán gusanos por sus culos.

Pero eso no es lo último que tenemos que mencionar. Como sabemos, los pendejos materialistas creen que hacen una gran cosa al pasar sus únicas vidas comprando y poseyendo porquerías. Se olvidan que al final de sus días se morirán y, sobre todo, que pasarán desapercibidas por la historia. Es decir, como esas personas tienden a desperdiciar el poco tiempo de vida que poseen comprando porquerías innecesarias y realizando insignificancias sociales, es altamente probable que, después de que mueran todas las personas que les hayan conocido, pasen desapercibidas por la historia. Es como si nunca hubiesen existido.

Esto que estamos discutiendo nos hace recordar a **Henry Joseph Darger, Jr.** Es por todos conocido que ese afamado escritor: (1) era bien pobre; (2) trabajó toda su vida como conserje; (3) vivió en pequeñas habitaciones en la ciudad de Chicago; y (4) andaba por ahí con ropas viejas y desaliñadas.

También es conocido el hecho de que los materialistas que vivieron durante el tiempo de vida de Darger: (1) miraban al empobrecido escritor con desprecio e insignificancia; y (2) se pasaban comprando porquerías lujosas y perdiendo el tiempo en estupideces e imbecilidades sociales. Pero, ¿qué pasó al final de la vida de toda esa gente?

Al final, los materialistas se murieron y les salieron un montón de gusanos por sus culos. Sin contar que la inmensa mayoría de esos consumistas, no dejaron nada para ser recordados. Es decir, no escribieron libros, no pintaron cuadros, en fin, no hicieron nada significativo para que pudieran ser recordados por el mundo intelectual y educativo.

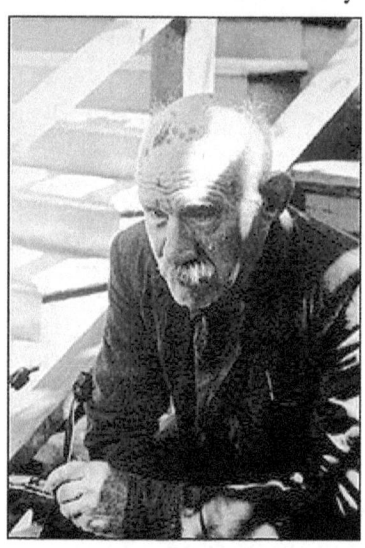

Henry Darger

Mientras que *Henry Darger*, con todo y lo pobre que era: (1) escribió, a espacio sencillo, una novela que tiene más de quince mil páginas; (2) realizó varios dibujos y pinturas que se han exhibido en museos; (3) escribió una autobiografía que tiene más de cinco mil páginas; y (4) escribió un libro de ficción que tiene poco más de diez mil páginas. Eso sin contar el hecho de que se han realizado biografías y películas sobre su vida, y sin contar el hecho de que Henry escribió un montón de cosas más.[clxiv]

¡Ven lo que les digo! Mientras los «materialistas piensan que la felicidad es sinónimo de abundancia, de dinero y de cosas»,[clxv] los intelectuales —como Darger— piensan que la felicidad es sinónimo de trabajar, todos los días de sus vidas, en obras que les permitan ser recordados por infinidad de tiempo luego de sus muertes.

Habiendo dicho eso, es importante que aclaremos un poco lo antes discutido, para que no se nos vaya a malinterpretar. No estamos diciendo que las personas no se deben comprar nada, o que en rarísimas ocasiones se compren algo innecesario que les haga sentirse bien, como por ejemplo, un buen traje para utilizarlo en actividades especiales. Lo que estamos diciendo es que las personas deben comprar, en casi todas las ocasiones que hagan compras, bienes económicos que vayan destinados a cubrir sus necesidades básicas.

Recordemos que comprar bienes innecesarios, por más baratos que sean, contribuye al detrimento del bolsillo y de los recursos naturales del planeta. Por eso estamos de acuerdo con **Lucio Anneo Séneca**, un afamado filósofo y escritor romano, cuando manifestó que únicamente debe comprarse «lo necesario.» Puesto que «lo innecesario, aunque cueste sólo un céntimo, es caro.»[clxvi]

Capítulo siete
Superioridad en algunos trastornos mentales

I. Trastornos debido a la belleza

Manifestamos antes que las mujeres, y por mucho, son las que más consumen productos de belleza y, sobre todo, servicios de cirugías cosméticas. También manifestamos antes que la inmensa mayoría de las mujeres que gastan dinero en estupideces cosméticas, andan en busca de una imagen de belleza anormal que ha sido establecida por los medios de comunicación.

Pero si profundizamos un poco más en esta cuestión, notaremos que el absurdo y exagerado consumismo femenino que está relacionado con la compra de productos de belleza y de cirugías cosméticas, tiene una fuerte correlación con condiciones mentales. Así, lo primero que salta a la vista es el hecho de que muchísimas de esas consumistas mujeres tienen, indudablemente, una autoestima bien baja. Al punto de que andan por ahí abochornadas de sus cuerpos o de algunas partes de sus cuerpos.

También salta a la vista el hecho de que dichas mujeres, sucumben fácilmente a las presiones sociales de carácter absurdo. Nos explicamos. Es indudable que esas mujeres: (1) buscar obtener una imagen perfecta, utilizando como modelos los cuerpos de las famosas; o (2) buscan mejorar algunas partes de sus cuerpos, por tener la estúpida e inverosímil creencia de que sus cuerpos o partes de sus cuerpos no están formados «de acuerdo con los patrones de belleza aceptados.»[clxvii] Pensamientos que, además de ser incoherentes, anormales y patéticos, han sido sembrados dentro de sus cerebros por parte de las enormes presiones que logran ejercer los medios de comunicación en torno al asunto de la belleza exterior.

Pero eso no es todo lo que tenemos que decir. Los expertos en conducta humana han certificado en muchísimas ocasiones que, muchas mujeres que utilizan cirugías cosméticas para parecerse a sus estrellas favoritas son, quizás para consternación de miles de feministas, seres que padecen de alguna condición mental de índole severa. De hecho, los expertos certifican que esas mujeres: (1) tienen una autoestima baja; y (2) tienen un serio «problema de salud mental, como desorden de personalidad limítrofe o psicosis.»[clxviii]

Ahora bien, es importante hacer una aclaración. La mayoría de las mujeres que sufren de condiciones mentales por cuestión de la belleza, son mujeres que tienen trabajos comunes y corrientes. Es decir, no son mujeres que trabajan como artistas y/o como modelos.

¿Y qué pasa con las mujeres que trabajan como artistas y/o como modelos? Bueno, en el caso de las mujeres que trabajan en la televisión, en el cine, en la industria pornográfica y/o en el modelaje, tenemos que decir que eso es harina de otro costal. Decimos eso porque casi todas esas mujeres se hacen cirugías plásticas y se untan cuanto embarre facial vendan por ahí, por cuestión de negocios. Es decir, hacen lo anterior a causa de tienen que cumplir, en aras de ganarse el pan de cada día, con los patrones de belleza que han establecido los hombres que controlan dichas industrias.

En fin, hay que tener claro que esas mujeres saben que pueden permanecer por más tiempo dentro de sus trabajo, muchas veces ganando muchísimo dinero: (1) si hacen dietas y ejercicios; (2) si se hacen varias cirugías plásticas; y (3) si se untan embarres faciales destinados a embellecer algunas partes de sus cuerpos.

Tomemos como ejemplo a las mujeres que participan en los certámenes de belleza más famosos que se hacen por ahí. Es indudable que dichos certámenes de belleza, en estos tiempos en donde el feminismo se pregona por todos lados, «son denigrantes, un resquicio del pasado donde la mujer es reducida a un conjunto de medidas estándar…y a la pura apariencia.»[clxix]

No obstante eso, la inmensa mayoría de las modelos que participan en esos certámenes, que son bellas por naturaleza, se hacen cirugías cosméticas en aras de aumenta sus posibilidades de triunfo. Por eso se puede decir que, esas mujeres se hacen cirugías cosméticas por cuestión de negocio.

¿Saben por qué decimos eso? Porque esas bellas mujeres saben que, si logran ocupar las primeras posiciones en dichas competencias, tienen altísimas probabilidades de ganar muchísimo dinero — incluso millones de dólares— en contratos de modelaje, en contratos televisivos, entre otras cuestiones faranduleras.

Por eso estamos de acuerdo con el profesor Juan Nazario —catedrático de la **Universidad Carlos Albizu** de Puerto Rico— cuando manifiesta, en lo pertinente, que en algunas ocasiones bien específicas, como en el caso de las modelos profesionales, las mujeres se hacer cirugías plásticas porque saben que «pueden lograr unas metas en la vida mucho más fácilmente.»[clxx]

Por último, entendemos que no podemos cerrar esta sección sin antes decir algo bien curioso en torno al pensamiento de muchas mujeres. Y lo que tenemos que decir es que, a la inmensa mayoría de las mujeres que viven en países democráticos, consumistas, industrializados y enviciados con las imágenes de los medios de comunicación, les preocupa el hecho de que otras personas les consideren gordas. Inclusive, la situación es tan traumática para muchas de mujeres que, esa preocupación de que otras personas les consideren gordas les crea una enorme ansiedad y, en algunas ocasiones, serios trastornos alimenticios.

Y lo más curioso de esa ansiedad femenina es que es, originalmente, causada por ese nauseabundo y agobiante bombardeo mediático que establece que las mujeres enclenques, culonas y con las tetas y los labios alterados con cirugías plásticas son la perfecta imagen de la belleza exterior.

Pero lo antes mencionado no es lo único que tenemos que decir sobre el tema. Es indispensable conocer que un estudio realizado por investigadores de la *Universidad Brigham Young* —que está ubicada en los Estados Unidos de América— demostró que, cuando a las mujeres se les presentan imágenes de personas que están regordetas, «sus cerebros se activan en áreas relacionadas con la infelicidad extrema y la autofobia.»[clxxi]

II. Campeonas en depresión y ansiedad

Por otro lado, es hartamente conocido que la depresión es una enfermedad que puede afectar a cualquier persona en cualquier momento. Decimos eso porque los expertos en asuntos mentales certifican que «una de cada cuatro personas está en riesgo de deprimirse.»[clxxii] Pero la depresión no es como la gripe, es decir, para que una persona sufra de depresión tienen que ocurrir ciertas circunstancias sociológicas que estén ligadas a ciertos asuntos biológicos. Decimos eso por motivo de que «en la depresión influyen ciertos elementos como predisposición genética, desbalance químico, algún factor psicosocial y/o un evento precipitante traumático.»[clxxiii]

Sobre los síntomas que presentan las personas depresivas, podemos que decir que «los síntomas de la depresión incluyen desgano por espacio de dos semanas, la ausencia de gozo al realizar actividades a las que estaba acostumbrada la persona, tristeza, cambios en los patrones de sueño, de apetito y concentración.»[clxxiv]

Habiendo dicho eso, es de recordar que manifestamos antes que el cuerpo de las mujeres —particularmente el sistema inmunológico y la resistencia muscular— es más fuerte que el de los hombres. También manifestamos que «en lo que se refiere a la salud, los hombres realmente son el sexo débil…».[clxxv]

No obstante eso, es de saber que, respecto a ciertas enfermedades y trastornos mentales, las mujeres realmente son las campeonas. De hecho, jamás podemos olvidar que «las teorías de personalidad tradicionales definen la naturaleza de la mujer como pasiva, dependiente, histérica, *inestable emocionalmente*, masoquista e infantil.»[clxxvi]

Dicho eso, es de saber que la data científica certifica que las mujeres son las campeonas de la depresión y de la ansiedad. Y en torno a la prevalencia femenina hacia la depresión, valga saber que las investigaciones son reiterantes al señalar que «en las mujeres la prevalencia de depresión es de 25 a 30 por ciento en comparación al 19 por ciento de los hombres.»[clxxvii]

Otro dato interesante en torno al campeonato de depresiones y ansiedades que poseen las damas, es el hecho de que se espera que en el futuro cercano los números de mujeres depresivas y ansiosas aumenten de una manera bien marcada. ¿Saben por qué? Porque en el futuro las mujeres ocuparán, de una manera bien significativa, muchos de los espacios sociales y laborales que actualmente son ocupados y dominados por los hombres. Y todo eso, sin perder sus deseos y responsabilidades como madres, esposas, novias e hijas.

Así, por ejemplo, las mujeres tendrán que lidiar —más de lo que lo están haciendo hoy en día— con el asunto de ser jefas de familia, jefas de empresas mientras son madres, jefas de empresas mientras son esposas y madres, entre otras circunstancias bien estresantes y de gran sobrecarga emocional. Y si a eso le sumamos los asuntos biológicos femeninos, como el asunto de los cambios hormonales, la menstruación y la menopausia, veremos que el panorama es bastante cargado para la mujer del futuro.[clxxviii]

Por su parte, en torno a los trastornos de ansiedad, hay que tener en cuenta que las mujeres también son las campeonas. Pero antes de abundar en esa cuestión, entendemos que debemos explicar brevemente qué es eso que se llama trastorno de ansiedad. Al respecto, podemos decir que el trastorno de ansiedad es, en apretada síntesis, un trastorno emocional que ocurre cuando una persona que está atravesando por una situación difícil, problemática e incómoda, «no ve salida y se afecta física, emocional y conductualmente.»[clxxix]

Lo antes dicho es una definición bien elemental. Y como no podemos quedarnos así, en el limbo intelectual, vamos a mencionar que dentro de los trastornos de ansiedad se incluye «el desorden de ansiedad generalizada, el trastorno de pánico, agorafobia, las fobias simples, el trastorno de estrés postraumático y la ansiedad o fobias sociales.»[clxxx]

Es importante recordar que a nivel mental, es común que las personas que sufren de un trastorno de ansiedad experimenten irritabilidad, incapacidad para la concentración e insomnio. También es común que esas personas tengan, de una manera constante y torturadora, «pensamientos catastróficos o negativos que impiden actuar.»[clxxxi]

Así, por ejemplo, la persona ansiosa puede pensar, mientras está atravesando por una situación emocionalmente caótica, que no sirve para nada y/o que todo fue por su culpa. Y lo peor de todo, es que esos pensamientos son constantes, recurrentes y paralizantes. Impidiéndole a la persona encontrar salidas y resoluciones a la situación.

Pero los trastornos de ansiedad también tienen una cuestión física, es decir, la persona que padece trastornos de ansiedad tiende a presentar ciertas condiciones físicas. Así, por ejemplo, el ansioso tiende a sufrir de tensión muscular, «mareos, falta de aire, taquicardia, problemas gastrointestinales, falta de sueño y/o cambios en patrones alimentarios.»[clxxxii]

Sobre la cuestión de la ansiedad y las mujeres, es de saber que durante las relaciones matrimoniales o de concubinato, las mujeres tienden a desarrollar más ansiedad que los hombres, particularmente cuando los aspectos negativos de las relaciones de pareja afloran. Es decir, tan pronto en una relación de pareja comienzan las discusiones, los enfados, las diferencias y las peleas, las mujeres tienen a sufrir más ansiedad que los hombres.

Otro interesante dato sobre esta cuestión, es que cuando las mujeres comienzan a sufrir de ansiedad por culpa de las malas situaciones que están ocurriendo dentro de sus relaciones de pareja, tienden a aumentarles las posibilidades de sufrir del síndrome metabólico. Valga saber que el síndrome metabólico «se caracteriza por cinco síntomas: hipertensión, obesidad en la cintura, azúcar alta en sangre, niveles elevados de triglicéridos y bajos en HDL o colesterol bueno.»[clxxxiii]

Es importante tener en cuenta que lo antes dicho —que está basado en un estudio realizado y publicado por la **Universidad de Utah**, en los Estados Unidos de América— demuestra que, las mujeres son más sensibles, ansiosas y «reactivas ante los problemas de las relaciones que los hombres.» Sin contar que los problemas mencionados tienen altísimas probabilidades de afectar, de manera severa, la «salud» de las damas.[clxxxiv]

Cónsono con lo anterior, no está de más recordar que un estudio realizado por investigadores del **Centro de Estudios Especialistas en Trastornos de Ansiedad** —ubicado en la República de Argentina— demostró, con marcada contundencia, que «las mujeres son más ansiosas que los hombres.»

Ahora bien, es justo señalar que dicho estudio demostró algo que ya se sabía, a saber, que la ansiedad en las mujeres es mayormente causada por los cambios hormonales y, como dijimos antes, por los cambios sociales que han hecho que las mujeres tengan «una mayor carga de responsabilidades simultáneas.» Como por ejemplo, tareas domésticas, los deberes como esposas y como madres, sus deberes como empleadas y, en el caso de tener a sus progenitores vivos, sus deberes como hijas.[clxxxv]

Por último, y a manera de reflexión, tenemos que decir que a través de los años siempre ha habido un debate —debido a esa susodicha batalla entre los sexos que siempre ha existido— sobre «quién puede tolerar más el dolor…».[clxxxvi] Y sobre esa vieja cuestión, todo parece indicar que las mujeres toleran mejor que los hombres los dolores físicos. Pero cuando hablamos del dolor emocional, causado por las situaciones y las presiones de la vida, todo parece indicar que los hombres toleran de una mejor manera los dolores y las presiones emocionales.

Ahora bien, no se puede escapar a la vista el hecho de que esa mayor probabilidad que tienen las mujeres de sufrir trastornos de ansiedad y/o depresiones, es una cuestión normal es estos tiempos de la modernidad. Realmente hay que quitarse el sombrero ante los muchos papeles que las mujeres tienen que hacer durante sus vidas. De hecho, si analizamos la vida de millones de mujeres, veremos que muchísimas de ellas no tienen descanso durante un día laboral cualquiera.

Así, hay mujeres que luego de salir de sus trabajos tienen que buscar a sus niños y cuidar de ellos, sin contar el hecho de que regularmente son ellas las que tienen la mayor carga de las tareas domésticas. Y por encima de todo eso, en el caso que tengan parejas tienen que cumplir con los deberes y las responsabilidades de esas relaciones. En fin, podríamos hacer una larga lista repleta de combinaciones labores y familiares que las mujeres tienen que realizar durante un día regular. Por eso hemos llegado a la conclusión de que ellas son, por decir lo menos, las campeonas de la vida.

III. Campeonas del estrés

Por otro lado, es importante mencionar que el estrés es, en apretada síntesis, un «proceso que se inicia cuando el individuo se enfrenta a una serie de exigencias de su entorno, ya sea laboral, social o académico.»[clxxxvii] También hay que mencionar que el estrés, como regla general, es positivo para el cuerpo humano. Toda vez que ocasiona que las personas realicen sus tareas de una forma más motivada y alerta. Pero el gran problema con el estrés, es que puede ocasionar que las personas no lo puedan controlar y terminen acostumbrándose a él. Lo que puede ser «peligroso para el cerebro humano.»[clxxxviii] Recordemos que el estrés, si no es controlado a tiempo, puede llevar a una persona a caer en ansiedades.

Lo antes dicho es bueno saberlo, ya que estrés y ansiedad no es la misma cosa. Recordemos, nuevamente, que el estrés es «un proceso más amplio de adaptación al medio. [Mientras que] la ansiedad es…un aviso de alerta frente a una situación o estímulo.»[clxxxix]

Ahora bien, es importante tener claro que el cerebro humano reacciona hormonalmente al estrés. Y esa reacción al estrés es segregando grandes cantidades de adrenalina y de una hormona llamada corticotropina.[cxc] Es importante que esto se tenga claro, ya que de ahí es que nace la razón principal por la cual las mujeres son las campeonas del estrés, es decir, las razones por las cuales «el estrés afecta más a las mujeres.»[cxci]

Sobre el particular, valga saber que el cerebro de las mujeres es más sensible que el de los hombres a la hormona llamada corticotropina, la hormona «que orquesta la respuesta del organismo ante el estrés.» Mientras que el cerebro de los hombres, al no ser tan sensitivo a la hormona señalada, puede resistir de una mejor manera los efectos del estrés. En resumen, «al tener mayor cantidad de receptores de esta sustancia, las neuronas femeninas son más propensas que las masculinas a reaccionar y desencadenar el proceso del estrés.»[cxcii]

IV. Reconocen sus problemáticas mentales

Por otro lado, sobre la cuestión de las depresiones y de las ansiedades en las mujeres, tenemos que decir que no todo es negativo. ¿Saben por qué? Porque las mujeres, más que los hombres: (1) reconocen y aceptan si están en estados depresivos; (2) reconocen y aceptan si tienen algún trastorno de ansiedad; y (3) hacen los arreglos pertinentes para consultar con los profesionales de la salud mental. Y eso es una cuestión muy positiva para las mujeres, puesto que al consultar con los profesionales de la salud mental, tienen buenas probabilidades de manejar correctamente sus condiciones mentales.

Eso dista muchísimo con lo que tienden a realizar los hombres cuando están depresivos o ansiosos. Puesto que ellos, al sufrir de una de esas condiciones mentales: (1) tienden a encerrarse en sí mismos; y (2) no hacen los esfuerzos necesarios para buscar ayuda.

Y eso es fatal para los hombres y para los seres queridos que les rodeen. Por motivo de que los hombres depresivos o ansiosos que no buscan ayuda de los profesionales de la salud mental, tienden a expresar sus condiciones «mostrando cuadros de irritabilidad, coraje y rabia (…). También hay quienes prefieren sumergirse en el trabajo o en otras actividades en las cuales quedan involucrados en el alcohol y en las drogas.»[cxciii]

Por otro lado, otra cuestión que tenemos que decir es que, si bien es cierto que las mujeres son las campeonas de las depresiones y de las ansiedades, también es cierto que los hombres son los campeones: (1) de los desórdenes de personalidad de carácter severo; y (2) «de problemas de agresión y violencia.»[cxciv] Para corroborar eso, sólo es cuestión de ver los titulares de las noticias y los estudios relacionados con la justicia criminal.

Y si eso es alarmante, más alarmante es saber que los hombres que tienen esos desórdenes mentales no tienden a buscar ayuda de los profesionales de la salud mental. Lo que hace que muchísimos de esos desordenados se conviertan en unas pequeñas bombas de tiempo que, en cualquier momento, podrían descargar sus desórdenes en contra de otras personas.

De hecho, la evidencia empírica demuestra que tienden a asumir una actitud agresiva en contra del mundo social y/o familiar que les rodea: (1) la inmensa mayoría de los hombres que sufren de desórdenes de personalidad de carácter severo y que, por disímiles razones, no buscan ayuda profesional a tiempo. Lo que afecta, de manera significativa, su vida social y emocional. De hecho, no se puede olvidar que esos hombres tienden a lastimar física y/o emocionalmente a muchas de las personas que les rodean.

En fin, siempre se debe tener presente que, la acción de las mujeres de tender a buscar ayuda profesional cuando tienen problemas emocionales es muy positiva. Por eso siempre hemos pensado que los hombres deberían copiar ese tipo de comportamiento, ya que está científicamente comprobado que «algunos cuadros de desórdenes de personalidad en varones ocurren por la acumulación de emociones reprimidas.»[cxcv]

Por otro lado, y aprovechando que estamos hablando en torno a las actitudes positivas de las mujeres, tenemos mencionar que la mayoría de las mujeres trabajadoras que viven en países democráticos e industrializados, tienen una actitud muy positiva y real —más que los hombres— en torno a sus trabajos y a las oportunidades de acceder a las esferas de poder dentro de ellos. Nos explicamos.

Es hartamente conocido que en los países mencionados, se discrimina marcadamente en contra de las mujeres dentro de los ambientes laborales. De hecho, en muchísimas ocasiones hemos visto cómo a muchísimas mujeres, a pesar de estar en igualdad de condiciones académicas y prácticas que los hombres, se les han negado los accesos a los puestos de más poder e importancia dentro de las empresas y del gobierno. Por eso no es exagerado decir que en los países mencionados, lamentablemente, si las mujeres hacen el mismo esfuerzo que los hombres en los ámbitos laborales, regularmente son ellas las que «se quedan en un lugar inferior.»[cxcvi]

No obstante eso, las mujeres no se han echado a llorar y/o han caído en depresiones masivas. Todo lo contrario. Las mujeres lo que han hecho es: (1) educarse más que los hombres; y (2) trabajar más duro que los hombres. Y han hecho todo eso porque saben que el mundo laboral discrimina en contra de ellas y, sobre todo, porque están conscientes «de que necesitan más que sus pares masculinos para llegar al mismo lugar.»[cxcvii]

Aunque jamás podemos perder de perspectiva que, en los países mencionados, hay muchísimas mujeres bien astutas y educadas que: (1) utilizan su preparación académica y sus experiencias laborales para acceder a las posiciones de poder; y (2) utilizan su feminidad para acceder al poder. Y la cuestión mencionada en el punto número dos, no es un hecho de extraña ocurrencia. ¿Saben por qué? Porque está bien documentado que «la feminidad otorga poder a toda aquella mujer que sepa cómo ejercerla.»[cxcviii]

V. Campeonas de las pesadillas

Todos soñamos cuando dormimos. Además, de vez en cuando todos hemos tenido una terrible pesadilla que ha estremecido nuestro ser, a tal punto que hemos despertado abruptamente. Pues bien, siempre se ha querido saber científicamente quién tiene, entre hombres y mujeres, más pesadillas mientras duerme. Y para contestar esa pregunta, debemos remitirnos a los hallazgos de una exploración que realizaron varios investigadores de la *University of the West of England*, en el Reino Unido. Según los hallazgos de dicho estudio, las mujeres tienen más pesadillas que los hombres.

Pero eso no fue lo más curioso de ese estudio. Lo más curioso fue que se halló que muchas de las pesadillas que tienen las mujeres son, comparándolas con las de los hombres, emocionalmente más impactantes. Decimos eso porque muchas de las pesadillas de las mujeres: (1) giraron en torno a la pérdida de un ser querido; y (2) fueron, por compararlas con algo, sendas películas de terror. ¿Saben por qué? Porque las soñadoras sentían que eran amenazadas, perseguidas, agredidas y/o asesinadas.[cxcix]

Capítulo ocho
Influencia de las mujeres sobre los hombres

I. Hombres transformados en *cuasi* mujeres

Señalamos antes que las mujeres son las campeonas de las cirugías plásticas de carácter cosmético. También dijimos que las mujeres— más que los hombres— hacen todo lo que esté a su alcance, «incluso si esto significa perjudicarse a ellas mismas, para darse a ver como las bellas modelos de imágenes.»[cc]

Ahora bien, no podemos pasar por alto que «el discurso de la belleza está insertado en una sociedad en la que predomina lo visual.»[cci] Y ese maldito y enfermizo predominio e importancia hacia la visual ha ocasionado, lamentablemente, que los hombres hayan entrado en el patético juego de la belleza externa y consumista.

Es decir, cada día que pasa vemos cómo más y más hombres: (1) gastan muchísimo dinero en cirugías plásticas de índole cosméticas; (2) gastan muchísimo dinero en embarres faciales, es decir, en cremas y líquidos faciales que buscan tapar las arrugas del rostro; (3) creen que los bisturís de los cirujanos plásticos pueden convertirse, en algún momento de sus vidas, en unas excelentes formas para conseguir «belleza.»[ccii]

Ahora bien, no vacilo en declarar que esta cuestión de la vanidad varonil ha llegado demasiado lejos en muchos estamentos, al punto que «los hombres se han convertido en las nuevas reinas de la vanidad.»[cciii] ¿Saben por qué decimos eso? Porque ya no es extraño ver por ahí a muchos hombres con sus rostros maquillados. Tampoco es extraño ver por ahí a muchos hombres que «cuidan su piel con cremas hidratantes, se preocupan por tener un color adecuado (bronceado), se pintan el pelo y las uñas (…) y pasan horas frente al espejo buscando qué les queda mejor.»[cciv]

A tono con esto, importa señalar que toda esa vanidad masculina ha provocado, dentro de muchos estamentos, el nacimiento de una figura varonil extremadamente feminizada llamada el hombre metrosexual. Al respecto, valga saber que un metrosexual es, en apretada síntesis, un hombre heterosexual que, por estar fuertemente feminizado, dedica «mucho tiempo, dinero y esfuerzo a cuidar de su imagen…El metrosexual reside en la metrópolis (de ahí su prefijo) donde tiene a su alcance salones de belleza, restaurantes y tiendas exclusivas.»[ccv]

Habiendo dicho eso, entendemos que debemos profundizar un poco más sobre el asunto de los metrosexuales. Lo primero que tenemos que decir, es que no tiene nada de malo que los hombres cuiden de su figura. De hecho, los especialistas en temas de salud siempre les han recomendado a los hombres realizar ejercicios y comer sano. Tampoco es femenino el hecho de que los hombres sean pulcros y cuidadosos con su vestimenta.

Pero lo que es totalmente femenino, desde nuestro punto de vista, es el hecho de que existan hombres heterosexuales: (1) que gusten maquillarse algunas partes de sus caras; (2) que se realicen manicure; (3) que se realicen peinados que sean típicos de mujeres; y (4) que hablen y se comporten como si fueran *gays* afeminados. Por eso siempre hemos pensado que están extremadamente feminizados todos esos metrosexuales que, entre otras acciones, les agrada estar realizando actividades «asociadas con la mujer.»[ccvi]

Nótese que no estamos diciendo que lo que hacen los metrosexuales con su figura sea erróneo o aberrante. Nunca se debe decir eso. Y total, a los metrosexuales —especialmente a los más radicales— no les importa un carajo que otras personas les digan que parecen mujeres y/o que realizan «cosas de mujeres.»[ccvii]

Habiendo llegado a este punto de la discusión, es menester mencionar que si uno analiza toda esta cuestión con cierta profundidad intelectual, es indudable que salta a la vista una incuestionable verdad. ¿Y cuál es esa incuestionable verdad? Que los mensajes que se trasmiten a través de los medios de comunicación, particularmente los que están relacionados con las industrias de la belleza y de la farándula femenina —industrias que tienden a estar dominadas por los hombres en sus niveles más elevados—, han influenciado de una manera bien marcada la conducta de los hombres, al punto de que los está feminizando.

Y lo acabado de mencionar, desde nuestro punto de vista, no es una cuestión que pueda parecer totalmente improbable. ¿Saben por qué? Porque los hombres heterosexuales que viven en países democráticos, consumistas e industrializados, ven de manera constante que los medios de comunicación más populacheros se pasan haciéndole grandes cultos a la vanidad, a la belleza exterior y, sobre todo, a la moda femenina. Y al ver todo eso, muchos de esos hombres comienzan a creer que para estar "in" y sexy deben adoptar ciertas cuestiones —como formas de vestir, de comportarse y de arreglarse— que son típicas de mujeres.

Dicho eso, ahora cabe preguntarse lo siguiente: ¿qué piensan las mujeres heterosexuales sobre los metrosexuales? Por increíble que parezca, a la inmensa mayoría de las mujeres heterosexuales, especialmente a las que viven en los países mencionados, les agradan los metrosexuales. ¿Saben por qué? Porque ven que los metrosexuales, y entre más "metrosexualizados" mejor, son como ellas desde el aspecto de la moda, de la vanidad y de las estupideces de la belleza externa-vanidosa.

Y si eso fue curioso, más curiosos es saber que muchas mujeres adorarían ser penetradas y besuqueadas por metrosexuales. ¿Saben por qué? Porque se sienten mental y sexualmente atraídas por unos hombres heterosexuales que, a pesar de estar altamente feminizados, tienen muchísimos gustos y actitudes similares a las de ellas.

Y en ese contexto, no está de más recordar que una investigación realizada por psicólogos de la **Universidad de St. Andrews** —que está ubicada en Escocia— demostró, quizás para consternación de unas cuantas personas, que muchas mujeres ven a los metrosexuales radicales —los que se maquillan sus rostros, se pintan las uñas, se peinan como mujeres y tienen manierismos muy similares a los de las mujeres— como personas que «les inspiran más confianza.»[ccviii]

Llegados a este punto de la discusión, tenemos que llegar a la conclusión de que en los países democráticos y consumistas —como Estados Unidos de América, Reino Unido y Puerto Rico—, gracias a los medios de comunicación que se pasan transmitiendo estupideces insignificantes relacionadas con la moda, con la belleza estúpida-vanidosa y con la farándula, se vive bajo «la tiranía de un patrón de belleza único, una cultura visual en la que las imágenes reflejan un mismo patrón de belleza...».[ccix]

Y si analizamos esa cuestión con gran profundidad intelectual, veremos que el susodicho patrón de belleza único se relaciona con patrones de belleza feminizados, es decir, con patrones de belleza que están relacionados con las mujeres.

II. Las más deseadas sexualmente

Por otro lado, es harto conocido que la mayoría las mujeres —mayormente las que viven en países democráticos, consumistas, industrializados y amantes de las imágenes de belleza que se pasan mostrando los medios de comunicación— hacen todo lo posible para verse y considerarse sexy. Es decir, para considerarse dignas de ser folladas y besuqueadas por hombres y/o por otras mujeres. Nos explicamos.

Si uno analiza con sumo cuidado las vestimentas que utilizan muchas de las mujeres que viven en los países mencionados, notaremos que insinúan el fin señalado. Así, por ejemplo, las mini faldas, los escotes pronunciados y las camisas finitas que dejan resaltar los pezones, no son más que vestimentas que se ponen las mujeres para llamar la atención de una manera sexual. También podemos decir lo mismo de las cirugías plásticas para agrandarse el tamaño de sus tetas, de sus nalgas y de sus labios.

Habiendo dicho eso, tenemos que decir que entendemos las razones por las cuales algunas personas, especialmente las pendejas moralistas que han tenido una vida sexual pésima y aburrida, podrían tener algún grado de dificultad para creer lo antes señalado. Pero esas pendejas personas tienen que comprender que las mujeres comunes y corrientes, no se visten de las formas señaladas por el simple hecho de que esté de moda o por el simple hecho de sentirse bien.

No hay nada de moda en eso de estar enseñando, de una forma reveladora, las tetas, los pezones y/o las aureolas de los senos. Tampoco es una cuestión de moda eso de andar por ahí con mini faldas o con pantalones ajustados que, por decir lo menos, les permitan resaltan las curvaturas de sus nalgas. Si eso fuera así, veríamos por ahí a las viejas achacosas —como las que tienen las tetas y las vaginas arrugadas y afeadas— vestidas de las formas señaladas.

En fin, hay que comprender que son muchísimas las mujeres de los países señalados que: (1) desean sentirse y verse como unas paradisíacas divas que estén dignas de ser folladas; (2) desean sentirse sexualmente deseadas; y (3) saben que por ahí hay un montón de hombres y lesbianas que adoran verlas vestidas de formas sensuales. También hay que comprender que las mujeres heterosexuales que se visten de las maneras señaladas, saben muy bien que los hombres heterosexuales, por lo regular, prefieren tener como parejas sexuales: (1) a mujeres que sean pulcras; y (2) a mujeres que, además de ser facialmente atractivas, tengas unas siluetas llenas de «curvas.»[ccx]

Dicho eso, tenemos que decir que las mujeres heterosexuales deben sentirse muy bien. ¿Saben por qué decimos eso? Porque en los países señalados los hombres heterosexuales se pasan pensando en estar follando a las mujeres y, sobre todo, se pasan catalogando a las mujeres en deseadas o indeseadas, claro está, desde un aspecto sexual. Convirtiendo a las mujeres, indudablemente, en el género más deseado desde una perspectiva sexual. Vamos a explicar esta cuestión con más calma.

En los países democráticos, industrializados y consumistas —como Estados Unidos de América y Puerto Rico—, los hombres heterosexuales que se encuentran en edad reproductiva y en un excelente estado de salud, durante un día regular cualquiera, piensan más en sexo que las mujeres.

Viene en apoyo de esta cuestión un estudio que publicó —durante el año 2010— la Dra. Louann Brizendine, neuropsiquiatra y profesora de la *Universidad de California*, en los Estados Unidos de América. Según los resultados de dicho estudio, en apretada síntesis, los hombres piensan más en sexo que las mujeres por motivo de que «la testosterona del hombre durante toda la vida oscila entre un 10 y un 15 por ciento más que en la mujer.»[ccxi]

Teniendo en cuenta lo anterior, es preciso tomar en cuenta que la biología femenina juega un papel muy importante a la hora de ocasionar que los hombres heterosexuales piensen en chingarlas. Sobre el particular, tenemos que decir que el aroma corporal femenino ocasiona, por increíble que parezca, que los hombres heterosexuales aumenten sus pensamientos en torno al sexo. También tenemos que decir que la intensidad de ese fabuloso aroma aumenta, de manera bien significativa, cuando las mujeres se encuentran ovulando.

¿Saben por qué ocurre eso? Según investigadores de la **Universidad Estatal de Florida**, en los Estados Unidos de América, lo anterior ocurre por motivo de que los olores naturales femeninos, especialmente los olores corporales que producen las mujeres que están ovulando, ocasionan que los niveles de testosterona en los hombres aumenten significativamente.[ccxii]

Cónsono con lo anterior, tenemos que decir que las mujeres heterosexuales también se deben sentir muy bien por razón de que los hombres, gracias a los consejos de salud y a esas maravillosas píldoras que hacen que los bichos defectuosos se levanten, tienen la capacidad de penetrarlas sexualmente por muchísimos años. Sobre este particular, valga saber que según los resultados de una investigación realizada por investigadores de la **Universidad de Chicago**, a los cincuenta y cinco años de edad «a los hombres aún les quedan 15 años de actividad sexual.»[ccxiii]

A tenor con lo anteriormente planteado, es de saber que las mujeres heterosexuales y maduritas también se deben sentir muy bien. ¿Saben por qué? Porque son el sexo más deseado después de los cuarenta y cinco años de edad. Es decir, si realizamos un análisis entre cien mil hombres y cien mil mujeres, veremos que hay más hombres jóvenes que desean follar con mujeres mayores de cuarenta y cinco años de edad, que mujeres jóvenes que deseen follar con hombres mayores de cuarenta y cinco años de edad. Claro está, la data planteada guarda una estrecha relación con el aspecto físico que tengan las mujeres maduritas.

En fin, es indudable que ésas son unas tremendas noticias para las doñitas mayores de cuarenta y cinco años de edad que tengan un buen aspecto físico. Toda vez que tienen altas probabilidades de tener unas vidas sexuales plenas y satisfactorias. Y si esas doñitas se consiguen hombres jóvenes y vigorosos para que las chinguen y les chupen sus pezones, es altamente probable que se sientan sexualmente revitalizadas.

Y créanme, por ahí hay muchísimos hombres jóvenes que desean tener relaciones sexuales y sentimentales con mujeres maduritas que tengan un buen aspecto físico. ¿Saben por qué? Porque a muchos hombres jóvenes —según una investigación realizada por investigadores de la **Universidad de California**, en los Estados Unidos de América— «les encanta la madurez que en materia sexual presentan las mujeres mayores, quienes saben lo que quieren, lo manifiestan, son más activas y creativas en la cama y se sienten orgullosas de su sensualidad.»[ccxiv]

Llegados a este punto de la discusión, tenemos que decir que es incuestionable que los resultados de dichos estudios son buenísimas noticias para las mujeres heterosexuales. Por razón de que demuestran: (1) que los hombres heterosexuales piensan muchísimo en orgasmos y, sobre todo, en las tetas, en las nalgas, en las vaginas y en las lenguas de sus parejas; (2) que los hombres heterosexuales tienen la capacidad de brindarles muchos años de satisfacciones sexuales a las mujeres.

Ahora bien, tenemos que decir que esta cuestión de que las mujeres son el sexo más deseado se aprecia de una mejor manera cuando vemos los resultados de una investigación liderada por el Dr. Siegfried Dewitte, un respetable investigador de la *Universidad de Leuven*, en Bélgica.

Según los resultados de dicha investigación, la mayoría de los hombres pierden la concentración, al punto de que se les afecta la «capacidad de percepción», al tener de frente a una mujer que sea —según sus subjetivos estándares mentales relacionados con la belleza exterior— bella y preciosa. En otras palabras, el estudio demostró que «tener delante a una mujer atractiva es todo cuanto se necesita para arruinar la capacidad de decisión de un hombre, y a mayores niveles de testosterona, peor.»[ccxv]

Por curiosidad, les señalamos que en el caso de las mujeres no ocurre lo mismo. En otras palabras, ellas no se afectan a la hora de tomar decisiones si tienen de frente a un galán bello y precioso.[ccxvi]

Con relación a lo antes discutido, valga saber que, durante el año 2010, varios investigadores de la *Universidad de Queensland* —ubicada en Australia— publicaron los resultados de un interesantísimo estudio. Según los resultados de dicho estudio, las mujeres sexualmente atractivas ejercen tanta influencia mental sobre los hombres saludables, que la inmensa mayoría de ellos realizan actos riesgosos y/o estúpidos «cuando están frente a una mujer atractiva.»

Valga saber que cuando decimos actos riesgosos, nos estamos refiriendo a actos que pueden ocasionar lesiones físicas bien serias. Y cuando decimos actos estúpidos, nos referimos a actos bochornosos para llamar la atención de las mujeres sexualmente atractivas.[ccxvii]

Por curiosidad, les señalamos que en el caso de las mujeres no tiende a ocurre lo mismo. En otras palabras, ellas no tienden a ejecutar actos estúpidos y/o riesgosos para llamar la atención de los hombres guapos. Ello es así porque la evolución natural ha ocasionado, entre otros asuntos, que las mujeres no estén motivadas a asumir riesgos o comportamientos bochornosos para llamar la atención de los hombres que les atraen sexualmente. Recordemos que la evolución natural de la especie humana, entre las maravillas que ha realizado, ha colocado a las mujeres en un papel sexual en donde ellas sólo eligen entre los competidores que desean follarlas.[ccxviii]

Claro está, eso no significa que las mujeres nunca realicen actos para llamar la atención de los hombres que les atraen sexualmente. Recordemos que en estos tiempos de la modernidad, vemos con mucha frecuencia cómo muchas mujeres solteras y heterosexuales se visten provocativamente en aras de llamar la atención de una manera sexual.

Llegados a este punto de la discusión, es importante aclarar ciertos puntos en torno a los resultados de los estudios que mencionamos antes, particularmente el que discute el asunto del deseo sexual de los hombres heterosexuales hacia las mujeres. Aunque dichos estudios demuestran las capacidades que tienen los hombres para follar a las mujeres, y aunque demuestran lo mucho que los hombres piensan en sexo y en las mujeres, la realidad es que no les traen buenas noticias a las personas que viven en esas asfixiantes, aburridas, agobiantes y mentalmente extenuantes relaciones de pareja, ya sea en matrimonio o en público concubinato. Nos explicamos.

Si nos movemos a la dimensión real de la vida en pareja, veremos que durante los primeros meses en los que una pareja de heterosexuales jóvenes y saludables se conocen, todo es orgasmos, semen, fluidos vaginales y, sobre todo, sexo oral a todo dar. Es decir, esas relaciones son puro sexo. Sin embargo, todo ese deseo de estar follando a su pareja va mermando en los hombres poco a poco, aunque en el caso de las mujeres también ocurre dicha merma.

¿Qué hemos querido decir con lo anterior? Que entre más tiempo pasa una pareja de heterosexuales conviviendo juntos, más y más va penetrando en la fase de hermanitos. Es decir, mientras la actividad sexual y el deseo de follar con la pareja disminuyen notablemente, se mantiene –y en ocasiones se acrecientan– el deseo de proteger y ayudar a esa pareja.

Es indudable que lo antes señalado no es nada extraño, ya que eso de estar año tras año penetrando la misma vagina y chupando las mismas tetas se convierte, para muchos hombres, en algo aburrido y, en ocasiones, en algo bien fastidioso. De hecho, valga saber que una de las razones por las cuales muchos hombres heterosexuales terminan separándose de sus parejas, es por el hecho de que las relaciones sexuales con sus parejas se vuelven aburridas y, en muchas ocasiones, por el hecho de que la cantidad de las relaciones sexuales que tienen no es satisfactoria.[ccxix]

Llegados a este punto de la discusión, hay que preguntarse lo siguiente: ¿hacia dónde nos dirigimos con lo antes dicho? Pues bien, nos dirigimos al acto de decirles que, aunque los hombres piensan más en sexo que las mujeres, la realidad es que la mayoría de los hombres heterosexuales que tienen parejas consensuales, quizás para consternación de muchas mujeres, piensan más en tener sexo con otras mujeres que con sus actuales parejas.

Por si fuera poco, también se sabe que a medida que las relaciones entre las parejas de heterosexuales se solidifican, más y más los pensamientos de los hombres hacia el sexo se dirigen hacia fantasías sexuales con mujeres que no son sus actuales parejas.

Capítulo nueve

Cuestiones amorosas y sexuales

I. Superiores en deseos sexuales

Siempre se ha dicho por ahí: (1) que los hombres piensan más en sexo que las mujeres; y (2) que los hombres son más bellacos que las mujeres. Eso puede tener algo de validez, pero algunas de las investigaciones que sustentan esas creencias ofrecen unos números bastante irreales, al punto de que colocan a las mujeres en unas posiciones de *cuasi* santas, es decir, como si no pensaran en ser penetradas y/o en tener aventuras con hombres guapísimos.

Otras investigaciones ofrecen datos más conservadores, como una que fue realizada por investigadores de la ***Universidad de California***, en los Estados Unidos de América. Según los resultados de esa investigación, «los hombres piensan tres veces más en el sexo que las mujeres.»[ccxx]

Ahora bien, es importante tener en cuenta que, ese dato de que los hombres piensan más en sexo que las mujeres es meramente especulativo y folclórico. Ni siquiera la ciencia, a través de sus rimbombantes estudios, puede establecer certeza sobre lo antes indicado. ¿Y por qué decimos eso? Porque no hay forma alguna de saber, a ciencia cierta, la cantidad de veces en las que una persona piensa en sexo. Únicamente se pueden hacer estimados a través de encuestas.

Ahora bien, la cuestión de los altos niveles de testosterona en el cuerpo, que tienden a aumentar el apetito sexual en los hombres, puede arrojar algo de luz sobre el asunto. También arrojan algo de luz los estudios que certifican que en el caso de las personas de la tercera edad, los hombres tienden a tener más interés en el sexo que las mujeres.[ccxxi]

Habiendo dicho eso, es importante tener en cuenta que, por ahí hay muchísimos medios de comunicación y muchísimas investigadoras que no desean que las mujeres sean tildadas de bellacas. Es decir, no quieren que las mujeres sean consideradas como unas calientes bellacas que piensan, varias veces al día, en ser folladas y/o en ser sexualmente chupadas.

Y eso sí que es algo verdaderamente sorprendente, puesto que uno desea y espera que todas las personas que trabajan en los medios de comunicación, al igual que todas las personas que se desempeñan como investigadores universitarios: (1) apoyen y promuevan el feminismo; (2) apoyen y fomenten la igualdad entre los sexos; y (3) deseen que las informaciones sean divulgadas de forma íntegra, incluso cuando sean contrarias a sus propias creencias y aspiraciones.

En otras palabras, las personas responsables y amantes de la verdad no desean que existan profesionales –como los mencionados– que, irresponsablemente, utilicen sus privilegiadas posiciones: (1) para ocultar o manipular las informaciones que han demostrado que las mujeres son, por decir lo menos, casi o igual de bellacas que los hombres; (2) para estar públicamente divulgando todos esos embustes que indican, disparatadamente, que la inmensa mayoría de las mujeres son dizque tímidas, recatadas y dóciles.

No obstante lo antes expuesto, tenemos que decir que hay buenas noticias. ¿Y cuáles son esas buenas noticias? Que en estos tiempos de la modernidad, no hay forma de evitar que se sepa la verdad sobre la bellaquería femenina. Nos explicamos.

Es hartamente conocido que en las sociedades consumistas, industrializadas, libres y adictas a los medios de comunicación: (1) la discusión de temas sexuales es cada vez más abierto: (2) las mujeres tienden a ser sexualmente liberales; y (3) muchas mujeres, mayormente adultas que no pasan de los cuarenta y cinco años de edad, se pasan hablando muchísimo sobre sus deseos de ser chingadas y besuqueadas.

Y sobre el punto número dos señalado, no está de más recordar que la experiencia nos ha enseñado, entre otros asuntos, que en las sociedades citadas «las mujeres se permiten tener más de una pareja sexual con o sin compromiso, lo que hace más versátiles» sus experiencias amorosas y sexuales.[ccxxii]

Habiendo dicho eso, la pregunta obligatoria es la siguiente: ¿hacia dónde queremos llevar al lector con lo antes dicho? Lo que queremos hacer es demostrarle al lector que las mujeres, sobre la cuestión de estar pensando en sexo, no son tan delicadas y cohibidas como se ha querido demostrar a través de las últimas décadas.

Inclusive, también queremos demostrarle al lector que en muchos países democráticos, consumistas e industrializados —como Puerto Rico, Brasil y Argentina—, hay montones de mujeres que le otorgan una importancia bien significativa al sexo, al punto de que muchas de ellas piensan más en sexo que los hombres.

Para sustentar lo antes dicho, comencemos hablando sobre un estudio que realizó el *Laboratorio Bayer Schering Pharma*, ubicado en Alemania. Según los hallazgos de dicho estudio, dados a conocer durante el año 2006: (1) las mujeres latinoamericanas, a diferencia de las mujeres que han nacido y se han criado fuera de los países latinoamericanos, piensan muchísimo en ser chingadas; (2) las mujeres latinoamericanas, a diferencia de las mujeres que han nacido y se han criado fuera de los países latinoamericanos, le otorgan una importancia tremenda al sexo.

Pero eso no fue lo único que demostró ese interesantísimo estudio. También demostró que para gran cantidad de mujeres latinoamericanas —más que para las mujeres de otras zonas del planeta—, el hecho de ser folladas, besuqueadas y acariciadas durante los actos sexuales son, por decir lo menos, unas acciones «indispensables para fortalecer sus relaciones de pareja.»[ccxxiii]

Por otro lado, otro asunto que nos permitirá sustentar lo que venimos discutiendo, guarda estrecha relación con los sueños que tenemos cuando estamos dormidos. Al respecto, es harto conocido que todos los seres humanos, tanto hombres como mujeres, de vez en cuando tenemos sueños bien explícitos relacionados con el delicioso y pegajoso sexo. Pero esos sueños explícitos, que en muchísimas ocasiones son bien placenteros y húmedos, no son tan frecuentes como desearíamos. De hecho, es estima que sólo el ocho por ciento de los sueños que tenemos se relacionan, explícitamente, «con el sexo.»[ccxxiv]

Ahora bien, es importante saber que la ciencia ha descubierto, entre otros asuntos, quién piensa más en sexo durante los sueños. Es decir, se ha descubierto cuál es el género humano que tiene la mayor cantidad de sueños que están explícitamente relacionados con erotismo y sexo. Y sobre ese particular, hay que saber que un estudio realizado por investigadores de la *Universidad de California* demostró, para consternación de las moralistas, que «las mujeres tienen más sueños eróticos que los hombres…».[ccxxv]

Como se puede notar, ya tenemos una circunstancia en donde las mujeres piensan más en sexo que los varones. Pero hay muchas más, y una de ellas ocurre cuando las mujeres saludables y jóvenes están atravesando por sus períodos de ovulación. Nos explicamos.

La ciencia ha demostrado, quizás para consternación de las aburridas moralistas, que cuando las mujeres están ovulando: (1) su «apetito sexual aumenta» de una manera bien significativa; y (2) sus pensamientos relacionados orgasmos y sexo superan —y por mucho— los pensamientos que puedan tener los hombres sobre las mismas deliciosas cuestiones.[ccxxvi]

Cónsono con lo anterior, es interesante tener en cuenta que, cuando las mujeres heterosexuales, jóvenes y saludables se encuentran ovulando, sus intereses hacia los bichos, los orgasmos y las ardidas relaciones sexuales se tienden a manifestar, y en muchas ocasiones con gran notabilidad, tanto de manera consciente como inconscientemente.

Sobre la forma inconsciente, valga saber que durante esos días las mujeres señaladas se tornan más amorosas, más coquetas y, aunque usted no lo crea, tienden a realizar muchísimas acciones que, de manera inconsciente, se relacionan con el deseo de ser folladas. Así, por ejemplo, tienden a enseñar mucho más las partes del cuerpo femenino que tienden a atraer las miradas de los hombres, como por ejemplo, partes del busto y de los muslos. Además de eso, tienden a comprar ropa más sexy y reveladora.[ccxxvii]

Por otro lado, otro asunto que demuestra que las mujeres —particularmente las que viven en países democráticos, industrializados y consumistas— piensan más en sexo que los hombres, lo podemos ver: (1) a través de las encuestas que garantizan, de una manera bien marcada, el anonimato; y (2) a través de los sondeos electrónicos que se realizan a través de la maravillosa red de Internet.

A tono con esto, es de tomar en cuenta que una encuesta electrónica que fue realizada durante el año 2006 por la empresa de viajes *Lastminute* —ubicada en el Reino Unido—, en donde se encuestaron a unas cuatro mil personas, demostró que las mujeres piensan más en sexo que los hombres.[ccxxviii]

Teniendo en mente lo anterior, deben saber que también se puede demostrar que las mujeres heterosexuales —particularmente las que viven en países democráticos, industrializados y consumistas— piensan muchísimo en orgasmos y coitos cuando nos enteramos que por ahí hay un montón de mujeres que, entre otros asuntos sexuales, están intensamente preocupadas por la eficacia y frecuencia de sus relaciones sexuales.

Para corroborar lo antes señalado sólo es cuestión de ojear, nuevamente, el estudio que realizó el **Laboratorio Bayer Schering Pharma**. Puesto que ese valioso y fenomenal estudio demostró, entre otros asuntos, que la mayoría de las mujeres encuestadas manifestaron que desearían tener más y mejores relaciones sexuales.

Además de eso, el estudio sacó a relucir un dato sumamente revelador, a saber, que la mayoría de las mujeres están convencidas de que «uno de los principales responsables del deterioro en la frecuencia y la calidad de las relaciones sexuales con sus parejas es Internet.»[ccxxix]

II. Superiores en amores interesados e hipócritas

Por otro lado, es indudable que la mayoría de las mujeres heterosexuales que viven en países democráticos, industrializados y consumistas, desean tener como compañeros sexuales a hombres que tengan dinero y poder. Tomemos como ejemplo lo que ocurre con la mayoría de las mujeres que trabajan y ganan buen dinero en los países mencionados. Dichas mujeres, como regla general, no desean establecer relaciones de pareja con hombres que ganen menos dinero que ellas.[ccxxx]

También se sabe que las mujeres heterosexuales, más que los hombres heterosexuales, están dispuestas a envolverse en relaciones de pareja por el simple hecho de amar el dinero. Lo que hemos querido decir con lo anterior es, principalmente, que por ahí hay un montón de mujeres heterosexuales y sexualmente activas que le otorgan una notable importancia a las billeteras de los hombres a la hora de dejarse follar por uno de ellos.

Lo anterior, aunque suene impactante para algunas personas, es fácil de explicar. Un hombre millonario, aunque esté lleno de fealdades físicas, tiende a ser visto por muchísimas mujeres heterosexuales como un tipo inteligente, interesante, astuto y guapo. Y esas tolondras opiniones llevan a muchísimas mujeres: (1) a querer establecer relaciones de pareja con hombres ricos y poderosos; y (2) a pensar que es excitante y económicamente conveniente dejarse follar por hombres ricos y poderosos. Sin contar que esas interesadas mujercitas también piensan que podrían estar «seguras y protegidas» si logran cazar a un hombre rico.[ccxxxi]

Lo antes discutido nos lleva a recordar un estudio que realizaron investigadores de la **Universidad de Gales**, en el Reino Unido. Según los hallazgos de dicha investigación, dados a conocer durante el año 2009, la mayoría de las mujeres sienten una fuerte atracción sexual hacia los hombres que tienen buenas profesiones, lujosos bienes materiales y seguridad económica.[ccxxxii]

Ahora bien, hay que tener en cuenta que, nada demuestra cuán interesadas son las mujeres mencionadas a la hora de escoger a sus parejas que los orgasmos. *¡Sí, los orgasmos femeninos!* Nos explicamos. Es muy bien conocido por todas y todos que un orgasmo, además de ser «el clímax del placer sexual», es una de las mejores sensaciones que uno puede experimentar. Decimos eso porque «aparte de las reacciones corporales, el orgasmo se hace notar por una sensación de delirio que casi siempre es sentida como placentera.»[ccxxxiii]

Pues bien, valga saber que los orgasmos femeninos tienen la capacidad de corroborar lo que siempre se ha dicho, a saber, que la mayoría de las mujeres sexualmente activas y experimentadas que viven en países democráticos y consumistas, son más interesadas que los hombres —económicamente hablando— a la hora de escoger a sus parejas.

¿Saben por qué decimos eso? A causa de que un estudio realizado por investigadores de la **Universidad de Newcastle** —ubicada en el Reino Unido— demostró, en lo pertinente, que las mujeres con vasta experiencia sexual «tienen más y mejores orgasmos con hombres que tienen un estatus económico mayor, esto porque *las mujeres buscan elegir a sus parejas en relación con la calidad de vida que pueden darle a ellas y a sus hijos.*»[ccxxxiv]

A tono con lo anteriormente tratado, resulta adecuado recordar que las mujeres que viven en estamentos democráticos y consumistas tienen la distinción de ser, más que los hombres, cazadoras de fortunas o, como dicen por ahí, *"gold diggers."* Por eso es que uno puede ver a gran cantidad de mujeres empobrecidas —que pertenecen a la clase sociales media o pobre—, haciendo todo lo posible por agradarle física, sexual y emocionalmente a un hombre rico.

Y lo que buscan y desean las *"gold diggers"* con ese tipo de diabólicas acciones es, incuestionablemente, establecer unas interesadas relaciones consensuales: (1) que les permitan vivir del dinero de los hombres ricos; (2) que les brinden la oportunidad de quedarse con parte de las fortunas de los ricos que fueron cazados, ya sea a través de pleitos de divorcio o a través de casos inventados de violencia doméstica. Eso sin contar que por ahí hay un montón de *"gold diggers"* que, diabólicamente, hacen todo lo posible por dejarse embarazar de hombres ricos, en aras de vivir de las enormes pensiones alimentarias que le podrán sacar una vez nazcan los niños.[ccxxxv]

Habiendo dicho eso, entendemos que debemos plasmar un ejemplo sobre mujeres cazafortunas que, por más que lo quieran negar, se pasan incurriendo en actos de prostitución tácita en aras de vivir del dinero de sus parejas. Y el ejemplo que plasmaremos, que está relacionado con una popular tetona, proviene de los Estados Unidos de América. Allí, la modelo Ana Nicole Smith se casó con un poderoso magnate, llamado *Howard Marshall*, que tenía noventa años de edad.

Es indudable que Ana Nicole —que en aras de ganarse el favor del viejo, permitía que este último le chupara sus grandes tetas y su explotada vagina— se casó con el decrépito porque quería aprovecharse de su poder y, sobre todo, de su enorme fortuna. De hecho, valga saber que Ana Nicole fue tan excelente tratando de cazar una enorme porción de la fortuna de su esposo que, una vez este último murió, ella trató, a través de distintas tácticas legales, de obtener la fortuna deseada.[ccxxxvi]

III. Superiores en infidelidades

Por otro lado, todos sabemos que la vida en los países democráticos y consumistas, incuestionablemente, está basada: (1) en la mentira; y (2) en el engaño. De hecho, en esos países las personas no sólo están acostumbradas a estar engañando a otras personas, también están acostumbradas a engañarse a sí mismas. Pero lo más patético de lo anterior, es que en esos países las personas también se pasan engañando y mintiéndoles a sus familiares y seres queridos. Por eso no es exagerado decir que la vida social en esos países «gira en torno a ocultar o a cambiar la verdad.»[ccxxxvii]

Habiendo dicho eso, es de saber que las mentiras y los engaños también ocurren —y en ocasiones con muchísima frecuencia—: (1) dentro de las relaciones de pareja; y (2) durante los actos sexuales. Y sobre este último punto, valga saber que la experiencia enseña que «en el sexo hay tantos tipos de mentiras como podamos suponer en otros planos de la vida.»[ccxxxviii]

Así, por ejemplo, durante los actos sexuales tenemos a los hombres que les dicen a las mujeres que sus vaginas huelen bien, a pesar de que tengan un peculiar olor a pescado. También tenemos a las mujeres que les dicen a los hombres que les follaron, que fueron tremendos al follarlas, cuando en realidad dichos folladores hicieron una porquería sexual que las dejaron insatisfechas.

También tenemos, como parte de los engaños, la nueva epidemia sexual-social, a saber, las infidelidades sexuales. Con relación a esto, tenemos que decir que en los países mencionados la infidelidad sexual «es un fenómeno frecuentemente reprobado, pero ampliamente practicado…».[ccxxxix]

Y es tan ampliamente practicado que, por decir lo menos, tiene números comparables a una epidemia peligrosa y mortal. Tomemos como ejemplo una encuesta que realizó la **Editorial Primera Hora**, ubicada en Puerto Rico, durante el año 2008. Según dicha reveladora encuesta, «el 63% de los encuestados admitió serle o haberle sido infiel en alguna ocasión a su pareja.»[ccxl]

Habiendo dicho lo anterior, entendemos que debemos profundizar un poco más sobre la cuestión de las infidelidades. Lo primero que vamos a mencionar es que en estos tiempos de la modernidad —en donde se recompensa el libertinaje sexual y en donde muchos de los mensajes que se trasmiten a través de los medios de comunicación les exhortan a las personas a ser infieles—, nadie debe esperar que sus parejas les sean fieles. Es decir, toda persona —especialmente si vive en un país democrático, consumista y farolero— debe esperar que su pareja le sea sexualmente infiel en algún momento.

Pero hay algo más impactante que las personas, especialmente las jóvenes, deben saber. Y es que existe una enorme posibilidad de que les sean infieles a sus parejas en algún momento de sus vidas. Es decir, «cualquier persona puede caer en la tentación y ser infiel, ¡incluyéndonos a ti y a mí!»[ccxli]

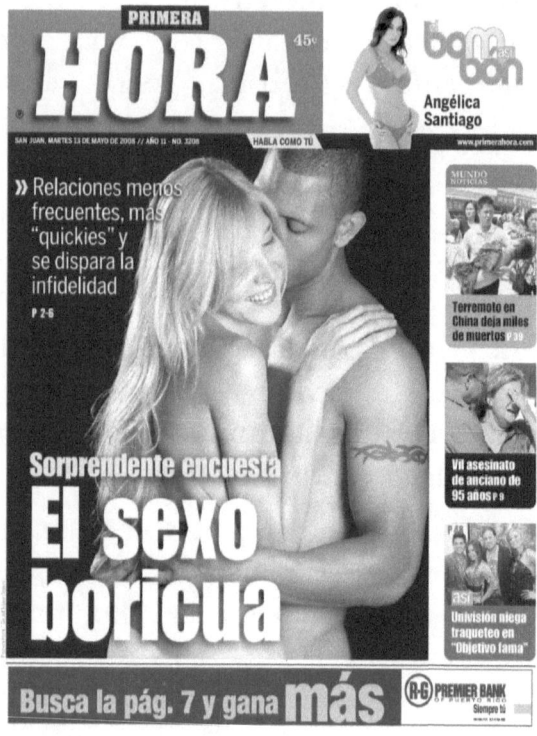

A tono con lo antes tratado, resulta adecuado mencionar que, por ahí existe cierta data que nos dice qué cantidad de personas están dispuestas a serles infieles a sus parejas. *¡Y la cantidad no es nada halagadora!* Toda vez que se estima que, cerca del sesenta por ciento (60%) de las personas que están sexualmente activas en los países democráticos, consumistas y amantes al faranduleo, «han sido infieles en el pasado, lo son actualmente o traicionarán en un futuro.»[ccxlii]

Llegados a este punto de la discusión, nos vemos en la obligación de plantear la siguiente pregunta: ¿por qué los seres humanos somos o les seremos infieles a nuestras parejas? La forma más elemental para contestar esa pregunta, es diciendo: (1) que somos unos viles animales folladores; y (2) que la evolución natural nos ha equipado con un poderoso instinto de reproducción que, lamentablemente, «nos lleva a buscar distintas parejas.»[ccxliii]

Ahora bien, también se podría decir que somos y/o les seremos infieles a nuestras parejas por razón de que, en estos tiempos de la modernidad, hemos dejado de ver las relaciones sexuales: (a) como meras acciones para estar procreando fastidiosos muchachitos; (b) como asuntos exclusivos de las relaciones matrimoniales. De hecho, no se puede negar que en la inmensa mayoría de los países democráticos y consumistas hay un montón de personas que ven el sexo, fundamentalmente, como una forma para obtener diversión placentera y húmeda.

Y muchas personas ven el sexo como un acto de pura diversión, que es la forma correcta de pensar en el sexo, porque han descubierto que el ser humano es un animal que se cansa de estar follando con la misma persona año tras año. Por eso es que uno puede ver que las relaciones de pareja, que tienden a comenzar como unas cuestiones placenteras, terminan convirtiéndose —con el paso del tiempo— en unas cuestiones aburridas, agobiantes y, en algunas ocasiones, en unas relaciones horrendas y peligrosas. En fin, por eso es que la inmensa mayoría de las personas en aras de devolverle la chispa, el entusiasmo y la diversión al "chingoteo", incurren en actos de solazadas infidelidades.

Por otro lado, ahora vamos a pasar al punto central de esta sección, a saber, discutir sobre quiénes son más infieles entre los hombres y las mujeres en los en los países democráticos, consumistas e industrializados. Lo primero que tenemos que decir es que, en un pasado — particularmente en los tiempos en los que la inmensa mayoría de las mujeres se dedicaban a ser amas de casa y esposas— los hombres eran los campeones de la infidelidad. Aunque siempre había mujeres que, secretamente, no perdían el tiempo para dejarse follar por personas que no eran sus maridos.

Pero en estos tiempos de la modernidad —en donde las mujeres se han profesionalizado, han entrado al mundo laboral y están protegidas por un sinnúmero de normativas jurídicas que prohíben el hostigamiento sexual—, se ha descubierto que las mujeres son más infieles que los hombres. Inclusive, también se ha descubierto que las mujeres que se insertan al mundo laboral tienden a ser más infieles que los hombres que trabajan.

Y sobre esto que estamos discutiendo, no está de más recordar que la data sociológica demuestra que en los países mencionados, la inmensa mayoría de las infieles están educadas, trabajan y «tienen y quieren sentir el poder.»[ccxliv]

Habiendo dicho eso, entendemos que debemos plasmar los resultados de varios estudios y encuestas que demuestran que las mujeres, en estos tiempos de la modernidad y en los países arriba mencionados, son más infieles que los hombres. Comenzamos la discusión con una reveladora encuesta que fue realizada, durante el año 2006, en el Reino Unido. Según dicha encuesta —que fue realizada por la empresa *Durex* y que trataba sobre temas sexuales—, las mujeres que viven en el Reino Unido son más infieles que los varones. De hecho, un cuarenta por ciento de las mujeres contestaron que fueron infieles en algún momento, mientras que un treinta y cuatro por ciento de los hombres dijeron lo mismo.[ccxlv]

Otra investigación que nos viene a la mente, fue una que realizaron varios investigadores del **Centro de Investigación en Reproducción Humana del Instituto Conmemorativo Gorgas,** ubicado en la República de Panamá. Según los resultados de dicha investigación, que seguramente serán desconcertantes para las moralistas, las mujeres son más infieles que los hombres. De hecho, el estudio demostró que «el 48,9% de las mujeres casadas o que viven con pareja han tenido dos o más compañeros sexuales en el último año, frente al 46,4% de los hombres que fueron infieles en ese mismo período.»[ccxlvi]

Otra información que nos viene a la mente, es una investigación que lideró la Dra. Jomairy González, de la **Universidad Carlos Albizu de Puerto Rico**. Según los hallazgos de dicha investigación, un setenta y tres por ciento de las mujeres encuestadas, a diferencia del sesenta y tres por ciento de los hombres, admitieron que no creen en la exclusividad sexual. Es decir, no creen en eso de serles fieles a sus parejas.

Pero esa no fue la data más significativa de dicho estudio. Puesto que el dato más significativo fue uno que demostró que, ese mismo porcentaje de mujeres admitió «que tener relaciones sexuales con otra persona no afecta sus sentimientos hacia su pareja actual.»[ccxlvii]

Otra cuestión que debemos saber sobre las infidelidades femeninas, es que las mujeres saben ser infieles. Es decir, a la hora de serles infieles a sus parejas las mujeres tienden a ser «más discretas, más cuidadosas.»[ccxlviii] Esto nos hace recordar un caso que ocurrió en Brasil. Allí, había un hombre casado que creía que su esposa le era fiel. Sin embargo, ese cabrón no sabía que su mujer —que decía que lo amaba mucho— se pasaba chingando, secreta y apasionadamente, con un amante.

Pero lo más increíble que este caso, fue que la mujer mantuvo en secreto sus relaciones extramaritales por unos veinte años. Al punto de que logró, entre otras cosas, que su cabrón esposo reconociera como hijos suyos, a base de mentiras bien sustentadas, los hijos que tuvo con su amante.

En otras palabras, el cabrón no sabía que los hijos que él creía que había tenido con su esposa, habían sido engendrados por el amante de su esposa.

Pero eso no termina ahí. Valga saber que luego de unos veinte años, el cabrón se enteró de todo lo antes mencionado; y en aras de ser resarcido por los daños y perjuicios que sufrió, demandó a su esposa en un tribunal de Brasil.

¿Saben qué paso en este caso? Pues bien, luego de varios trámites nomotéticos el caso llegó hasta el **Tribunal Superior de Justicia de Brasil.** Y dicho tribunal determinó, sorpresivamente, que la promiscua esposa: (1) había traicionado la promesa de matrimonio; y (2) tenía la obligación de pagarle a su cabrón esposo, por concepto de daños morales, unos cien mil dólares.

Por curiosidad, es de saber que en la sentencia el tribunal mencionado manifestó, además, que «el desconocimiento del hecho de no ser el padre biológico de los hijos golpea la dignidad y la honra subjetiva del cónyuge.»[ccxlix]

Capítulo diez
Superiores en ciertos asuntos laborales

I. Penetrando a puestos gerenciales poderosos

¡Sí, es indudable! En los países democráticos, industrializados, consumistas y faranduleros, el mundo corporativo de alto nivel y el mundo gubernamental de alto nivel son unos mundos laborales que fueron creados: (1) por los hombres; y (2) para que estuvieran en manos de los hombres. ¿Saben por qué decimos eso? Porque las posiciones de poder y decisión dentro de esos dos mundos laborales, incluso con toda la verborrea y la publicidad feminista que hay por ahí, «siguen mayoritariamente en manos masculinas.»[ccl]

Para que vean lo antes indicado, particularmente desde un punto de vista corporativo y privado, veamos lo que ocurre en México. Allí, según datos del año 2010, solamente quince de las quinientas empresas más importantes que operan dentro del país son dirigidas por mujeres.[ccli]

Otro ejemplo que demuestra lo antes indicado proviene de los Estados Unidos de América. Allí, según una investigación realizada por la **Oficina de Responsabilidad del Gobierno** (GAO, por sus siglas en inglés), las mujeres ocupan el cuarenta por ciento de los puestos gerenciales de mediano nivel que existen dentro de la contaminada nación. Valga saber que «esta cifra es ligeramente superior a la del 2000, cuando las mujeres ocupaban el 39% de los puestos de gestión» gerencial.[cclii]

Otro ejemplo sobre lo que venimos discutiendo proviene de Puerto Rico. Allí, a pesar que las mujeres son la mayoría de la población, solamente el cuarenta y cuatro por ciento de las posiciones gerenciales de mediano nivel dentro del sector privado están ocupadas por mujeres. Mientras que «los puestos gerenciales más altos —como un gerente general, un vicepresidente ejecutivo, o un principal oficial operacional— están reservados prácticamente para los varones, ya que apenas un 3% son ocupados por mujeres.»[ccliii]

Otra cuestión lamentable que tenemos que decir sobre el mundo laboral y la mujer, es que la alta dirección del mundo universitario también es controlada por hombres. Y ello, a pesar que las mujeres son la mayoría del estudiantado en las instituciones de educación superior. Para que vean lo antes indicado, veamos lo que ocurre en la República de Argentina. Allí, para el año 2005, a pesar que las mujeres componían la mayoría del estudiantado en las universidades, sólo siete instituciones de educación superior —y recuérdese que hay poco más de cien instituciones de educación superior— estaban siendo dirigidas por mujeres.[ccliv]

Otro ejemplo sobre lo que estamos discutiendo proviene de Puerto Rico. Allí, aunque ha habido mujeres inteligentísimas que han sido nombradas presidentas de instituciones de educación superior de mediana categoría, la realidad demuestra que la inmensa mayoría de dichas sillas han estado ocupadas por hombres. Y en el caso de las instituciones de educación superior más importantes del país, como la Universidad de Puerto Rico y la Universidad Interamericana de Puerto Rico, las sillas de las presidencias nunca han sido ocupadas por mujeres.[cclv]

Es indudable que lo antes discutido es curioso, injusto y discriminante. Ya que las mujeres: (1) componen la mayoría del estudiantado dentro de las universidades de los países mencionados —particularmente en los cursos relacionados con la administración de empresas y con la administración pública—; (2) son la mayoría de la fuerza laboral en los países mencionados.

No obstante el tétrico panorama que hemos plasmado, tenemos que decir que poco a poco las mujeres han ido incorporándose al mundo laboral de alto nivel. Es decir, cada año que pasa vemos que más y más mujeres ocupan posiciones de poder y liderazgo: (1) dentro de empresas millonarias; y (2) dentro de las corporaciones más importantes del mundo.

Cónsono con lo anterior, es importante mencionar que, aunque hoy en día hay más mujeres ocupando posiciones de poder y decisión dentro del privilegiado mundo corporativo, la realidad de la vida nos demuestra que «la presencia de las mujeres dirigentes se nota más en ámbitos fuera de las grandes corporaciones.»[cclvi]

¿Saben en dónde estamos viendo más presencia femenina en los ámbitos de dirección? Dentro de muchas de las administraciones gubernamentales —ya sean estatales, federales o municipales— que operan dentro de estamentos democráticos, industrializados, faranduleros y consumistas. Y lo más sorprendente sobre esa cuestión, es que cada día que pasa estamos viendo cómo más y más mujeres están ocupando posiciones gerenciales de elevado nivel dentro de las agencias de seguridad nacional.

¿Saben por qué dijimos que lo anterior era sorprendente? Porque el mundo gerencial de elevado nivel dentro de los organismos de seguridad nacional, fue un mundo gerencial que hasta hace poco tiempo estuvo totalmente dominado por hombres.

Habiendo dicho eso, pasemos a ver varios ejemplos en donde podrán observar cómo varias mujeres valientes, experimentadas y gallardas, han ocupado las posiciones gerenciales más importantes y poderosas dentro de organismos de seguridad gubernamental.

El primer ejemplo que plasmaremos proviene del estado de Florida, en los Estados Unidos de América. Allí, durante el año 2007, una mujer policía llamada Val Demings fue nombrada jefa de la Policía de Orlando.[cclvii] Otro ejemplo sobre lo que estamos discutiendo proviene de Puerto Rico. Allí, durante el año 2003, una mujer policía que estaba apropiadamente educada fue nombrada jefa de la Policía Municipal de Salinas.[cclviii]

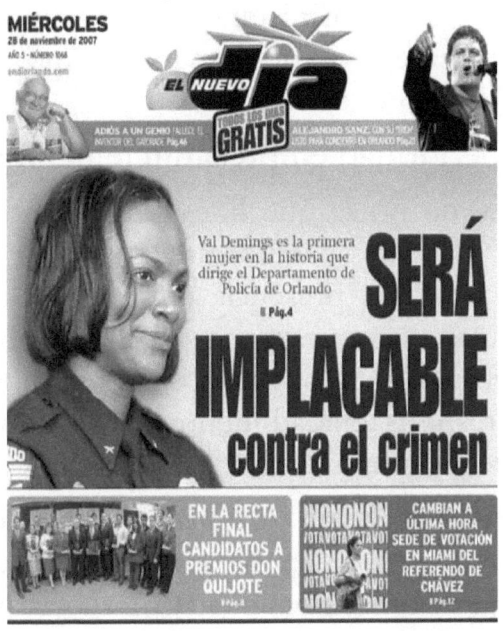

Val Demings, jefa de la Policía de Orlando

Otro ejemplo proviene de Nicaragua. Allí, durante el año 2006, una antigua guerrillera sandinista llamada Aminta Granera fue nombrada jefa de la Policía de Nicaragua. Ahora bien, tenemos que decir que eso no es lo más emocionante de ese dato. Puesto que lo más emocionante, desde nuestro punto de vista, es saber un poco más sobre la vida de esa antigua guerrillera sandinista.

Al respecto, y en apretada síntesis, valga saber que a finales de los setenta (1970) Granera abandonó «un convento en donde era novicia y se unió a la guerrilla sandinista que derrocó en 1979 al gobierno de facto de Anastasio Somoza. Durante el gobierno sandinista de los años ochenta, Granera trabajó en el Ministerio del Interior y, más recientemente, se desempeñó como inspectora general de la Policía.»[cclix]

II. Superioridad empresarial femenina

Es de notar que líneas arriba mencionamos que en los países democráticos, industrializados y consumistas, «la presencia de la mujer domina en las aulas universitarias. Sin embargo, su representación en los puestos más cualificados y de mayor responsabilidad [dentro de las universidades] sigue siendo minoritaria.»[cclx]

Es de notar, además, que líneas arriba también indicamos que, a pesar de que en muchos de los países mencionados la presencia de la mujer domina en los ambientes laborales —es decir, componen la mayoría de la fuerza laboral—, las posiciones de mayor responsabilidad dentro de sus empleos «tienden a ser ocupadas por los varones.»[cclxi]

Debe notarse, además, que antes dijimos que en muchos de los países mencionados las mujeres componen la mayoría de la fuerza laboral. Para corroborar dicho dato, basta con observar los hallazgos de un estudio que realizó el **Banco**

Interamericano de Desarrollo, con sede en la ciudad de Washington D.C. Según dicho impactante estudio, en América Latina y en el Caribe la participación de la mujer en la fuerza laboral es mayor que la de los hombres. Tanto así, que en esas regiones las mujeres componen el cincuenta y tres por ciento de la fuerza laboral.[cclxii]

Habiendo recordado todo eso, ahora tenemos que decir que muchos de los dueños de las grandes corporaciones —la inmensa mayoría de ellas dominadas por hombres— están prefiriendo contratar mujeres, particularmente para que ocupen algunas de las posiciones de dirección más importantes dentro de sus empresas.

¿Saben por qué? Porque se han percatado que las mujeres son mejores gerentes, supervisoras, administradoras y/o directoras que los hombres. Y esa superioridad es tan marcada, que se ha descubierto que las empresas que tienen mujeres ocupando posiciones como las señaladas: (1) tienden a tener mayores ganancias económicas; (2) tienden a crear más empleos; y (3) tienden a tener unos ambientes laborales que son, por decir lo menos, fascinantes.

Viene en apoyo de lo antes mencionado un estudio que realizaron varios investigadores de la empresa *Catalyst Inc.*, con sede en la ciudad de Nueva York. Según los hallazgos de dicho estudio, dados a conocer durante el año 2008, casi todas las empresas poderosas e influyentes que tenían —comparándolas con empresas de asimiles influencias dentro del territorio estadounidense—mujeres ocupando posiciones de directoras y/o de gerentes de elevado nivel, reportaron más eficiencia y ganancias económicas que aquellas empresas que tenían menor cantidad de mujeres ocupando posiciones como las señaladas.[cclxiii]

Habiendo dicho eso, es obligatorio contestar la siguiente pregunta: ¿por qué las empresas que tienen trabajando como directoras, administradoras y/o como gerentes a gran cantidad de mujeres reportan más ganancias y/o producciones? Lo primero que tenemos que decir sobre el particular es que, se ha encontrado que cuando hay mujeres trabajando como supervisoras de empleados, como gerentes de mediano nivel o como gerentes de elevado nivel, los ambientes laborales dentro de las empresas tienden a ser muy buenos. Es decir, en esos ambientes laborales se crean unas compenetraciones muy buenas entre los empleados y las jefas.

Y si eso es así, es indudable que la pregunta que hay que contestar en este momento es la siguiente: ¿cómo rayos muchas de las mujeres que ocupan posiciones como las señaladas logran crear esos excelentes ambientes laborales? *¡Sencillo!* Se ha encontrado que la mayoría de las mujeres que ocupan posiciones de directoras, de administradoras, de gerentes de elevado nivel o de simples supervisoras —a diferencia de hombres que ocupan posiciones de similar categoría—, «están más interesadas en la orquestación, la

El Imperio de la Vagina

empatía y la gestión de relaciones» dentro de las empresas.[cclxiv]

También se ha encontrado que, la inmensa mayoría las mujeres que ocupan posiciones de jefas —ya sea trabajando como supervisoras de empleados, como gerentes de mediano nivel o como gerentes de elevado nivel— tienden a adoptar unos estilos de supervisión y liderazgo que, por decir lo menos, son adorados por la inmensa mayoría de sus subalternos. Y sobre ese particular, debe tenerse en cuenta que las mujeres jefas tienden a asumir un estilo de supervisión y de liderazgo llamado transformacional.

Cabe señalar que ese estilo transformacional, según el **Harvard Business Review**, es uno en donde la mujer que se desempeña como jefa tiende a fijar unos elevados estándares «de conducta para convertirse en modelo de sus dirigidos (influencia mediante la idealización). También fija metas futuras y se propone cumplirlas (estímulo intelectual) y motiva a los empleados a pensar más allá de ellos mismos (motivación inspiracional).»[cclxv]

Explicado ese asunto, ahora tenemos que mencionar que, otra de las razones por las cuales hay empresas poderosas que están buscando mujeres competentes para llenar algunos de sus puestos de supervisión y dirección, es que se ha demostrado que cuando las mujeres ocupan posiciones como las señaladas, por sorprendente que parezca, se tienden a reportar menos gastos innecesarios.

Y si analizamos esto con algo de profundidad intelectual, veremos que no causa ninguna sorpresa. Por motivo de que las mujeres que están ocupando los puestos señalados: (1) tienden a estar mejor educadas que los hombres; y (2) tienden a tener más cuidado a la hora de utilizar el dinero de las empresas.[cclxvi]

Otra razón por la cual hay muchísimas empresas poderosas que están buscando mujeres para llenar muchos de los puestos señalados, está estrechamente relacionada con la confianza y la sabiduría que debe existir dentro de las interacciones que tienen las personas que ocupan altas posiciones empresariales.

Y sobre ese particular, lo primero que tenemos que decir es que las mujeres que dirigen empresas —más que los hombres que dirigen empresas— se distinguen por ser excelentes «pagadoras.»[cclxvii] Es decir, se ha encontrado que casi todas las mujeres que dirigen empresas poderosas o de mediana categoría, le otorgan una enorme importancia —y en ocasiones casi llegando al absurdo— al cumplimiento de las obligaciones monetarias de las empresas que dirigen.

Otra razón por la cual hay muchísimas empresas —tanto empresas poderosas como empresas de mediana categoría— que han contratado mujeres para llenar muchos de sus puestos gerenciales de alto nivel, es porque saben que a la hora de negociar con otras empresas las mujeres no tratan de quedarse con todo el bizcocho. Es decir, a la hora de negociar las mujeres están «más motivadas para crear situaciones en las que las dos partes negociadoras puedan ganar.»[cclxviii]

Debe tenerse claro que lo que acabamos de mencionar no es nada nuevo dentro de mundo empresarial. Puesto que siempre se había sospechado que las mujeres son mejores negociadoras que los hombres. Ahora bien, debe saberse que la ciencia ha corroborado lo antes mencionado. ¿Saben por qué decimos eso? Porque un estudio realizado por investigadores de la **Universidad de Tel Aviv**, en Israel, demostró que «las mujeres son más generosas, escuchan mejor, ofrecen mejores condiciones que los hombres y se ponen en la piel de la otra parte que está negociando.»[cclxix]

Por último, es necesario realizar un paréntesis para brindar una importante sugerencia. Los jefes de las corporaciones deben utilizar, de una manera estratégica, a algunas de sus tetonas y culonas subalternas cuando tengan que negociar con otros empresarios. Nos explicamos.

Es de notar que dijimos en un capítulo anterior que el mundo de las negociaciones de alto nivel está controlado por hombres. También vimos antes que a la inmensa mayoría de los hombres heterosexuales, se les afecta la «capacidad de percepción» y se les arruina «la capacidad de decisión» al tener de frente a una mujer bella y preciosa. Y como eso es así, estamos bien seguros que si la mujer que tienen de frente tiene un busto grande y un escote bien pronunciado, como ésos que dejan ver la parte superior de las tetas bien apretaditas, más se afectará lo antes mencionado.

Pues bien, si yo fuera un jefe corporativo y supiera que en una negociación la otra parte va a enviar a un hombre heterosexual, yo enviaría a una mujer bella, inteligente, preciosa, educada, tetona, culona y apretadamente vestida a negociar por mi empresa. Eso le daría una gran ventaja a mi negociadora y a la posición de mi empresa.[cclxx]

Explicado todo ese asunto, tenemos que decir que son inadecuados e imbéciles todos esos protocolos empresariales que establezcan, en lo pertinente, que sólo se enviarán a los hombres a negociar. Puesto que se pierde una gran oportunidad para utilizar, como armas de negociación, a las mujeres que se distinguen por ser bellas, maliciosas e inteligentes.

III. Mejoran la economía

Vimos antes que en las principales corporaciones del mundo, hay pocas mujeres dentro de las «principales juntas directivas.»[cclxxi] Pero algo que no dijimos antes, es que cuando las mujeres tienen presencia en las juntas directivas de las empresas y/o en los puestos de administración empresarial, tienden a recibir unas «remuneraciones más bajas.»[cclxxii] Es decir, en el mundo empresarial las mujeres ganan menos dinero que los hombres, a pesar que estén ocupando los mismos puestos y realicen las mismas tareas.

No obstante todo eso, es indudable que en los países democráticos, consumistas e industrializados, «las mujeres tienen cada vez mayor éxito en el mundo empresarial y están cambiando las reglas del juego.»[cclxxiii] ¿Saben en dónde las mujeres están teniendo un éxito significativo dentro del mundo empresarial? En la formación de empresas pequeñas y medianas. Nos explicamos.

Mientras en los países mencionados casi todas las grandes empresas están controladas y dirigidas por hombres —aunque sabemos que eso ha comenzado a cambiar—, las empresas de mediana y pequeña categoría están controladas, en su inmensa mayoría, por mujeres bien emprendedoras. Tomemos como ejemplo lo que ocurre en Puerto Rico. Allí, para consternación de los hombres, la inmensa mayoría de las pequeñas y medianas empresas son controladas por mujeres. De hecho, se estima que las mujeres ocupan el noventa y tres por ciento de las posiciones más altas dentro de esas empresitas.[cclxxiv]

Pero la discusión no se queda aquí. Valga saber que las mujeres no sólo controlan el mundo empresarial de mediana y pequeña categoría, también están obteniendo ganancias bien significativas al dirigir dichas empresas. De hecho, no se puede olvidar que varios análisis y estudios que se han realizado sobre el tema han demostrado, quizás para consternación de los hombres machistas, que las pequeñas y medianas empresas que son dirigidas por mujeres: (1) tienden a reportar más ganancias que las que son dirigidas por varones; y (2) tienden a ser más eficaces que las que son dirigidas por hombres.[cclxxv]

Pero hay un dato más significativo dentro de lo que estamos discutiendo. Valga saber que las pequeñas y medianas empresas que son dirigidas por mujeres, además de que suelen tener ambientes laborales adorables, también tienden a generar más empleos. Decimos eso porque la data empírica demuestra, quizás para consternación de los machistas, que las medianas y pequeñas empresas que están controladas por mujeres «crean empleos a un ritmo dos veces mayor…que las compañías» que son dirigidas por hombres.[cclxxvi]

Por último, es de notar que a principio de esta sección mencionamos que las mujeres trabajadoras tienden mejoran la economía. ¿Saben por qué dijimos eso? Porque está comprobado que cuando las mujeres tienen trabajo y salud, «generan un efecto multiplicador en la economía mucho mayor que el de los hombres y reducen la pobreza general de los países.»[cclxxvii]

IV. Futuro empresarial y económico

Llegados a este punto de la discusión, tenemos que decir que, a pesar de que en estos tiempos de la modernidad la mayoría de las mujeres tienen que montar sus propias empresas para poder ocupar posiciones de poder dentro del mundo empresarial, estamos bien seguros que en el futuro lejano eso no será así.

¿Saben por qué decimos eso? Porque varios análisis han dejado más que claro que en el futuro lejano, para consternación de los machistas, la inmensa mayoría de las grandes empresas —particularmente las que operen dentro de los países democráticos, industrializados y consumistas— serán dirigidas por mujeres educadas, inteligentes y poderosas. Y no está de más recordar que esos mismos análisis también han dejado claro, y téngase muy presente, que la mayoría de las posiciones de poder dentro de los gobiernos serán ocupadas por mujeres.[cclxxviii]

Pero eso no es todo lo que ocurrirá en el futuro, puesto que se espera que la mayoría de los billonarios sean mujeres. Y sobre este último punto, valga saber que los habitantes del Reino Unido no tendrán que esperar mucho tiempo para ver ese cambio de manos en la riqueza. Decimos eso porque, según un estudio realizado por la Unidad de Creación de Riquezas del **Banco Barclays** —banco que está ubicado en el Reino Unido—, para el año «2020 habrá más millonarias que millonarios en el Reino Unido.»[cclxxix]

Para concluir, tenemos que decir que si la cosa sigue así, como pinta, veremos que en el futuro lejano las mujeres tendrán el control político, económico y gubernamental del mundo democrático, consumista e industrializado. *¡Y eso sí que sería una cuestión maravillosa y positiva para la* *humanidad!* Es decir, para nosotros sería algo sumamente emocionante poder observar el preciso momento en el que se certifique, a través de varios estudios, que las mujeres han asumido el manejo del mundo mencionado.

¿Saben por qué estaríamos muy contentos si tuviéramos la oportunidad de presenciar el momento antes mencionado? Porque nosotros los hombres hemos realizado, con honrosas excepciones, un montón de mierdas al estar manejando el timón del mundo.

Y como hemos realizado un montón de mierdas que han demostrado, entre otros asuntos, que somos una porquería manejando asuntos de gran importancia, entendemos que ha llegado el momento de permitirles a las mujeres —que son el sexo más fuerte e importante— que fiscalicen y manejen el timón del mundo.

Estamos bien seguros que la calidad de vida mundial mejoraría un montón, especialmente dentro de los países del tercer mundo, si a las mujeres se les permitiera controlar los timones del mundo empresarial, político y económico.

Por curiosidad, les decimos que nosotros no somos los únicos que creemos que las mujeres son y serán las más aptas para arreglar —si es que a los hombres que controlan el mundo no se les ocurre destruir el mundo a bombazos— las innumerables mierdas que hemos realizado los hombres. Puesto que el maestro *Gabriel García Márquez*, premio

Nobel de Literatura, ha indicado que «lo único realmente nuevo que podría intentarse para salvar a la humanidad en el Siglo XXI es que las mujeres asuman el manejo del mundo.»[cclxxx]

Ahora bien, a pesar de que creemos que las mujeres son y serán la esperanza del mundo, la dura realidad nos ha hecho creer que la humanidad del futuro nunca alcanzará a ver un cambio tan radical y positivo en el mando del mundo. Es decir, nunca podrá ver cómo las mujeres ejercen un total control político, social, económico, empresarial y laboral sobre el mundo.

¿Saben por qué? Porque los hombres han hecho de este mundo una mierda tan grande que, en otras cosas dañinas, se han inventado unos juguetitos llamados bombas nucleares que tienen la capacidad de destruir la raza humana en cuestión de horas. Y no sólo se han inventado esas peligrosas armas de destrucción masiva, también han demostrado que tienen gran interés y disponibilidad en utilizarlas.

Además de eso, es indudable que los hombres han adoptado una actitud violenta y antisocial para solventar algunas de las diferencias que puedan tener con otras personas. Y el gran problema de ese asunto es que hombres como ésos son los que, típicamente: (1) controlan los ejércitos más poderosos del mundo; y (2) tienen las llaves de los interruptores que activan las bombas mencionadas.

Habiendo dicho eso, nos imaginamos que muchas personas se estarán preguntando, ¿qué rayos hemos querido decir? Pues bien, hemos querido decir que antes de que podamos ver cómo las mujeres asumen un total control del mundo, especialmente del primer mundo, veremos una o varias guerras que harán pedazos al mundo tal y como lo conocemos hoy en día.

Eso sin contar que también tenemos por ahí el peligroso asuntito del calentamiento global. Es indudable que esa cuestión, cuando diga joder a la humanidad, ocasionará que los hombres que controlen los ejércitos más poderosos del mundo: (1) se atrincheren en el poder; y (2) que utilicen sus poderosos ejércitos para pelear por los pocos recursos naturales que queden. Y eso, como es obvio, impedirá que veamos un imperio vaginal en el mundo.

En fin, este asqueroso y corrupto mundo social es varonil y, lamentablemente, morirá varonil. Recordemos que «dadas las tendencias actuales del calentamiento global y las carreras armamentistas, nuestra supervivencia como raza, masculina o femenina, no está para nada garantizada.»[cclxxxi]

Capítulo once
Mujeres: el sexo indispensable

I. La mujer es indispensable

Por otro lado, y a manera de conclusión, tenemos que decir que las mujeres son el sexo más importante e indispensable dentro de la raza humana. También tenemos que decir que los hombres van encaminados a convertirse en seres innecesarios. En fin, la cosa es tan fabulosa en estos tiempos de la modernidad que la ciencia nos ha demostrado, quizás para consternación de millones de machistas, que «la mujer se convirtió en un ser muy superior al hombre.»[cclxxxii] Nos explicamos.

Lo primero que demuestra que las mujeres son el sexo indispensable, es el hecho de que ellas son las únicas que tienen la capacidad de llevar dentro de sus vientres a las nuevas generaciones de seres humanos. Además de eso, hay que recordar que una vez las mujeres quedan embarazadas, son ellas las que tienen la única capacidad de alimentar a las criaturas que llevan dentro de sus barrigas.

Por consiguiente, si analizamos el asunto de los embarazos con gran detenimiento, veremos que después de que los hombres preñan a las mujeres, los primeros no tienen ningún tipo intervención directa sobre las criaturas que crecen dentro de los vientres de las segundas.

Aunque estamos conscientes de que algunas personas podrían pensar que los hombres colaboran en esa cuestión, entre otras acciones: (1) al comprar alimentos nutritivos para que las mujeres se alimenten bien; (2) tratando bien a sus parejas, de manera que no sufran mucho estrés durante los embarazos. Pero todas esas acciones que pueden realizar los hombres son, repetimos, acciones de poca importancia que muy bien pueden ser realizadas por las mujeres embarazadas.

Pero la situación para los hombres se complica más todavía. ¿Saben por qué? Porque las mujeres de hoy en día son tan superiores gracias a la tecnología, que no necesitan chingar con un hombre para quedar embarazadas. Recordemos que en estos tiempos de la modernidad, al igual que en el futuro, las mujeres pueden acudir a las cientos de clínicas de medicina reproductiva que hay en el mundo para realizarse procesos de fecundación *in vitro* o de inseminación artificial. Y para ello no tienen que utilizar el semen de sus parejas, puesto que pueden comprar su esperma favorita a través de los cientos de bancos de esperma que hay alrededor del mundo.[cclxxxiii]

Antes de continuar, entendemos que debemos explicar brevemente qué es fecundación in vitro y, sobre todo, qué es inseminación artificial. Lo primero que tenemos que decir es que la *inseminación artificial*, en apretada síntesis, es un procedimiento en donde se introducen los espermatozoides de buena calidad en el útero de la mujer a través de «un catéter muy fino. Desde aquí los espermatozoides ascienden a la trompa donde fecundan el óvulo.»[cclxxxiv]

Por su parte, valga saber que la *fecundación in vitro* es, en apretada síntesis, un procedimiento «de reproducción asistida que se realiza en el laboratorio, en la cual el espermatozoide es introducido dentro del óvulo. Los embriones así obtenidos se depositan en el útero de la paciente.»[cclxxxv]

Como se puede ver, en los dos procedimientos señalados las mujeres pueden utilizar semen comercial, es decir, semen que esté en venta en los bancos de espermas. Por lo que no es necesario que sean folladas y "enlechadas" por sus parejas masculinas.

Por curiosidad, es de saber que alrededor del mundo hay un montón de bancos de esperma que: (1) venden muestras de semen a buenos precios; y (2) venden muestras de esperma de una calidad incuestionable. Y sobre este último punto, no está de más recordar que casi todos los bancos de esperma obligan a sus donantes a someterse a unos rigurosísimos exámenes médicos que, en lo pertinente, tienen la finalidad de averiguar si los donantes están saludables y, sobre todo, si sus cojones producen buenos sémenes.

Pero esta cuestión de los bancos de esperma va más lejos. Puesto que en estos tiempos de la modernidad, al igual que en el futuro, las mujeres pueden comprar semen que tenga determinadas características, claro está, siempre y cuando los bancos de esperma tengan lo que se les pide. Es decir, la compradora puede pedirle al vendedor que le venda una muestra de esperma de, por ejemplo, un hombre alto, rubio, fornido, educado y de ojos azules.[cclxxxvi]

Es indudable que lo antes discutido demuestra que, en estos tiempos de la modernidad, las únicas funciones importantes que tienen los *homo sapiens* masculinos son las siguientes: (1) donar su esperma; y (2) proveerles placeres sexuales a las mujeres heterosexuales y bisexuales. Fuera de eso, no tienen ninguna otra función importante.

Y si lo que acabamos de plantear pinta un panorama sombrío para los hombres de estos tiempos, esperen saber lo que ocurrirá en el futuro. Lo primero que tenemos que decir sobre ese asunto es que, en el fututo lejano, los hombres no van a ser indispensables para proveerles a las mujeres placeres sexuales. Puesto que se espera que los juguetes sexuales femeninos, como los penes de plástico y los vibradores energizados: (1) sean de mejor calidad; y (2) sean mucho más placenteros que los penes de verdad.

Eso sin contar que por ahí hay unas poderosas máquinas que tienen unos penes de plástico que, al ser encendidas, tienen la capacidad de penetrar las vaginas de las mujeres por horas. Y sépase que se espera, particularmente en el futuro lejano, que esas máquinas sean mejoradas y perfeccionadas para ofrecerles a las mujeres horas de interminables placeres sexuales.

Otra cuestión que se debe saber es que, en estos emponzoñados tiempos de la modernidad, los científicos han logrado crear —con células madres extraídas de embriones— esperma humana de laboratorio. Y se espera que la calidad de esa esperma de laboratorio creada con células madres tenga, en el futuro lejano, una elevadísima potencia de fertilizar óvulos. Es de recordar que «las células madre son aquellas que permiten reproducir diferentes tejidos del cuerpo.»[cclxxxvii]

Como se ve, en el futuro lejano la esperma de los hombres no será necesaria. Puesto que las mujeres podrán quedar embarazadas al comprar y utilizar esperma de laboratorio. Claro está, todo lo anterior va a depender de los costos de esa esperma y de las leyes que aprueben los estamentos. De hecho, ya sabemos que varios países han prohibido la utilización de la esperma de laboratorio para tratamientos de fertilidad. Y un buen ejemplo sobre eso proviene del Reino Unido. Allí, la esperma de laboratorio no puede ser utilizada «para tratamientos de fertilidad, ya que la ley británica lo prohíbe.»[cclxxxviii]

II. Breve conclusión del capítulo

Es indudable que ha sido un acto *contranatural* eso de que nosotros, los hombres, hayamos sido por muchísimos siglos los controladores del mundo. Los hombres —entre los dos sexos que tienen los monos llamados *homo sapiens*— somos los más débiles, los más malvados, los más corruptos, los más insignificantes y los menos importantes para la naturaleza. De hecho, los hombres somos tan malvados que los científicos han señalado «que los hombres faltan más a la verdad que las damas, y, además, sienten menos culpa por ello.»[cclxxxix]

Realmente ha sido un abuso eso de no permitirles a las mujeres que dominaran el mundo con nosotros. Es decir, no ha sido razonable ni inteligente negarle el acceso al poder a las mujeres, pues, repetimos, ellas son desde un punto de vista biológico y social el sexo más fuerte. Recordemos que son las mujeres: (1) las que tienen los óvulos; y (2) las que tienen la capacidad de llevar dentro de sus vientres a las futuras generaciones.

Lo que es más, las mujeres son tan superiores biológicamente hablando que, además de todo lo antes señalado: (1) están «mejor dotadas que los hombres para negociar»; y (2) son «10 veces mejores [que los hombres] para la interpretación del lenguaje corporal.»[ccxc] Eso sin contar que la ciencia también ha certificado que las mujeres «pueden reconocer intenciones ocultas [durante las conversaciones] con mayor facilidad que los hombres.»[ccxci]

El Imperio de la Vagina

Es indudable que en el futuro lejano, tan pronto se mejoren y perfeccionen las formas y técnicas para que las mujeres puedan quedar embarazadas sin ser penetradas, los hombres nos convertiremos en el sexo basura. Para lo único que serviremos los hombres, analizando esta cuestión bien profundamente, será para complacer sexualmente. Y eso tampoco será muy significativo, ya que en el futuro los vibradores y los aparatos femeninos para la obtención de placer sexual serán extraordinarios, como manifestáramos antes.

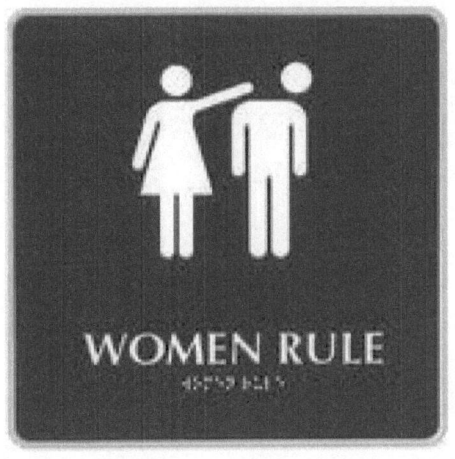

Lo que significa, que en el futuro lejano la única función importante que tendrá el hombre sólo durará por unos cuantos años, es decir, mientras el pene tenga la capacidad de estar erecto. Una vez llegue la vejez y/o la enfermedad, y los hombres no puedan mantener sus penes erectos, no van a servir para nada.

Capítulo doce
Freses y pensamientos

1.   Realmente es increíble lo que hacen los prostitutos que se dedican a proveerles servicios sexuales a las doñitas. Hay que ser bien valiente para entrar a un negocio en donde es altamente probable que se tenga que entrar, de manera constante, a unos oscuros cuartos en donde unas mujeres con las tetas, las vaginas, las nalgas y los rostros afeados esperen a uno con sus viejas piernas abiertas. Yo no sé cómo lo hacen, pero hay que ser un titán para ser un gigoló. Puesto que hay que tener el cerebro bien entrenado para, entre otros asuntos, lograr mantener el pene erecto ante la presencia de una doñita que no despierte algún tipo de atracción sexual significativa.

Ismael Leandry Vega

2.   En el mundo corporativo de alto nivel, no hay ninguna razón por la cual las mujeres sean excluidas de las negociaciones importantes. Son ellas, y no los hombres, las que están más aptas, desde el punto de vista psicológico, para negociar.

Ismael Leandry Vega

3.   En circunstancias muy particulares será necesaria la utilización de las metrallas para salvar a las mujeres mahometanas, en particular las que viven en países mahometanos, de los abusos, de los discrímenes y de las presiones de los hombres mahometanos.

Ismael Leandry Vega

4.   *¡Oh malditos hombres!* Todavía no quieren reconocer que las mujeres son el sexo más fuerte e importante.

Ismael Leandry Vega

5.   En circunstancias muy particulares, será necesaria la utilización de las metrallas para evitar que los fundamentalistas religiosos sigan violando y esclavizando a las pequeñas niñas.

Ismael Leandry Vega

6.   *¡Oh malditos hombres!* Todavía no quieren reconocer que las mujeres son biológicamente superiores.

Ismael Leandry Vega

7.   Es curioso, pero la mayoría de las personas que condenan y critican el hecho de que una persona alquile sus órganos sexuales, son personas feas que se morirían de hambre si entraran al negocio del modelaje, de la pornografía y de la prostitución V.I.P.

Ismael Leandry Vega

8.   Existe lo que se llama la prostitución tácita doméstica. Ese tipo de prostitución, que es practicada en su inmensa mayoría por mujeres, ocurre cuando una persona se casa o se une en público concubinato a otra persona por el simple hecho de conveniencia económica. Cuando ocurre ese tipo de prostitución, la persona interesada que se une al adinerado le entrega a este último sus órganos sexuales y sus destrezas de "chingoteo," a cambio de que el adinerado le ayude económicamente o le brinde un estilo de vida libre de presiones económicas.

Ismael Leandry Vega

9.   Toda mujer, si lo hace de una manera libre, voluntaria y libre de coacciones, tiene el derecho de utilizar su cuerpo para generar ingresos. Incluyendo el utilizar su cuerpo para prostituirse, para realizar películas pornográficas y, sobre todo, para casarse, ambiciosamente, con hombres ricos.

Ismael Leandry Vega

10.   En el noviazgo también existen casos de prostitución tácita. Ese tipo de prostitución, que mayormente es cometida por mujeres sexualmente activas, ocurre cuando una mujer se une a un novio por el simple hecho de que este último tiene mucho dinero. Ahora bien, es importante tener claro que, para que sea un acto de prostitución tácita en el noviazgo, es indispensable que la pareja tenga relaciones sexuales. Recordemos que las novias interesadas —llamadas prostitutas tácitas— entregan sus anos, sus tetas, sus vaginas, sus nalgas, sus lenguas y sus bocas, a cambio de que a los novios adinerados les agrade estar con ellas y existan altas posibilidades de que se establezcan relaciones sentimentales estables.

Ismael Leandry Vega

Referencias

[i] Juan Yesnik. (2010). **Las mentiras del sexo**. Argentina, Latinoamérica.: *Revista Ohlala.* Información consultada el 11 de diciembre de 2010, de http://www.revistaohlala.com/1322826.

[ii] Juan Yesnik. (2010). **Las mentiras del sexo**. Argentina, Latinoamérica.: *Revista Ohlala.* Información consultada el 11 de diciembre de 2010, de http://www.revistaohlala.com/1322826.

[iii] **No decir la verdad o decirla a medias es inherente a la condición humana, dice estudio**. (s.f.). *El Tiempo*. Información consultada el 11 de diciembre de 2010, de http://www3.eltiempo.com/. Léase, además: **Las mujeres son más emprendedoras que los hombres en Madrid**. (2010). Argentina, Latinoamérica.: *Instituto Esperanto.* Información consultada el 23 de diciembre de 2010, de http://www.institutoesperanto.com.ar/.

[iv] Sara M. Justicia Doll. (2005). **Se deprimen más las mujeres**. Guaynabo, Puerto Rico.: *Primera Hora.* [Versión electrónica].

[v] Vivian Rodríguez del Toro. **Las mujeres y la psicología**. (2008, 12 de marzo). *El Nuevo Día*. Guaynabo, Puerto Rico. [Versión electrónica]. Léase, además: Sara M. Justicia Doll. (2005). **Se deprimen más las mujeres**. Guaynabo, Puerto Rico.: *Primera Hora.* [Versión electrónica].

[vi] **Un escáner demuestra que a todas las mujeres les preocupa estar gordas**. (2010). España, Unión Europea.: *Revista Tendencias 21.* Información consultada el 31 de diciembre de 2010, de http://www.tendencias21.net/.

[vii] Vivian Rodríguez del Toro. **Sobre las mujeres y la salud mental**. (2006, 16 de marzo). Guaynabo, Puerto Rico.: *El Nuevo Día*. Recuperado el 16 de marzo de 2006, de http://www.endi.com/. Léase, además: Vivian Rodríguez del Toro. **Las mujeres y la psicología**. (2008, 12 de marzo). *El Nuevo Día*. Guaynabo, Puerto Rico. [Versión electrónica]; **Verdades y mitos sobre los males femeninos**. (2001). Buenos Aires, Argentina.: *La Nación.* Consultado el 31 de diciembre de 2009, de http://www.lanacion.com.ar/.

[viii] **Las mujeres copan la presencia en las universidades, pero no alcanzan puestos de responsabilidad**. (2009). España, Unión Europea.: *Revista Eroski Consumer.* Información consultada el 11 de septiembre de 2010, de http://www.consumer.es/. Léase, además: **Mujeres dirigen sólo el 3% de 'Las 500'**. (2010). México, Latinoamérica.: *CNN México.* Información consultada el 27 de diciembre de 2010, de http://mexico.cnn.com/; **Mujeres, con mayor participación laboral**. (2010). México, Latinoamérica.: *CNN México.* Información consultada el 27 de diciembre de 2010, de http://mexico.cnn.com/.

[ix] **Anuncian inicio del primer programa radial con panel femenino**. (2010). Guaynabo, Puerto Rico.: *Primera Hora.* [Versión electrónica].

[x] **No decir la verdad o decirla a medias es inherente a la condición humana, dice estudio**. (s.f.). *El Tiempo*. Información consultada el 11 de diciembre de 2010, de http://www3.eltiempo.com/. Léase, además: Marian González. **Y otra vez esos terroristas**. (2007, 2 de diciembre). *El Nuevo Día*. Guaynabo, Puerto Rico. [Versión electrónica].

xiLos hombres son más deshonestos. (2010, junio). Guaynabo, Puerto Rico.: *El Nuevo Día*. [Versión electrónica].

xiiLas mujeres copan la presencia en las universidades, pero no alcanzan puestos de responsabilidad. (2009). España, Unión Europea.: *Revista Eroski Consumer*. Información consultada el 11 de septiembre de 2010, de http://www.consumer.es/. Léase, además: Hoy, la mujer es muy superior al hombre. (2007). Buenos Aires, Argentina.: *Universidad Torcuato Di Tella*. Información consultada el 31 de diciembre de 2010, de http://www.utdt.edu/prensa.php.

xiiiLa infidelidad es inevitable. (2009, noviembre). Guaynabo, Puerto Rico.: *El Nuevo Día*. Recuperado el 30 de diciembre de 2009, de http://www.elnuevodia.com/.

xivLas mujeres, menos desechables que los hombres; por eso viven más. (2010). Ciudad de México, México.: *La Jornada*. Recuperado el 31 de diciembre de 2010, de http://www.jornada.unam.mx/.

xvIleana Delgado Castro. Belleza de bisturí. (2006, 28 de mayo). Guaynabo, Puerto Rico.: *El Nuevo Día*. Recuperado el 28 de mayo de 2006, de http://www.endi.com/.

xviDavid Navarro. Mujer bonita, mujer poderosa. (2010). México, Latinoamérica.: *CNN México*. Información consultada el 27 de diciembre de 2010, de http://mexico.cnn.com/.

xviiManuel Torres Márquez. La última la paga el diablo. (2007, 19 de enero). Guaynabo, Puerto Rico.: *El Nuevo Día*. Recuperado el 31 de enero de 2007, de http://www.adendi.com/.

xviiiRodríguez, F. Y. (2010). Los seres humanos somos una plaga para el planeta. *Blog Sin Dioses*. Consultado el 29 de diciembre de 2010, de http://blog-sin-dioses.blogspot.com/.

xix¿Nos podrá mantener el planeta? (2009, marzo). *British Broadcasting Corporation (BBC)*. Londres, Reino Unido. Recuperado el 30 de junio de 2009, de http://news.bbc.co.uk/hi/spanish/news/. Léase, además: John Feeney. "Hay que hablar de la superpoblación". (2009, febrero). *British Broadcasting Corporation (BBC)*. Londres, Reino Unido. Recuperado el 30 de mayo de 2009, de http://news.bbc.co.uk/hi/spanish/news/.

xxLa naturaleza sabe de géneros. (2010). México City, México.: *El Universal*. Recuperado el 20 de diciembre de 2010, de http://www.eluniversal.com.mx/noticias.html. Lease, ademas: Rodríguez, F. Y. (2010). Los seres humanos somos una plaga para el planeta. *Blog Sin Dioses*. Consultado el 29 de diciembre de 2010, de http://blog-sin-dioses.blogspot.com/;¿Nos podrá mantener el planeta? (2009, marzo). *British Broadcasting Corporation (BBC)*. Londres, Reino Unido. Recuperado el 30 de junio de 2009, de http://news.bbc.co.uk/hi/spanish/news/.

xxiLa naturaleza sabe de géneros. (2010). México City, México.: *El Universal*. Recuperado el 20 de diciembre de 2010, de http://www.eluniversal.com.mx/noticias.html.

xxiiLa naturaleza sabe de géneros. (2010). México City, México.: *El Universal*. Recuperado el 20 de diciembre de 2010, de http://www.eluniversal.com.mx/noticias.html. Léase, además: Carmen Millán Pabón. (2004). Urge una radiografía sobre los casos de violencia. Guaynabo, Puerto Rico.: *El Nuevo Día*. Información consultada el 11 de abril de 2004, de http://www.endi.com/; Sara M. Justicia Doll. (2004). El crimen se llevó 779 vidas. Guaynabo, Puerto Rico. *Primera Hora*. Información consultada el 2 de enero de 2004, de http://www.primerahora.com/.

xxiiiValga saber que el estudio fue liderado por la profesora Judith Rodríguez, una afamada demógrafa del patio. Véase más información en: Nydia Bauzá. Asesinatos a tutiplén.

(2009, julio). Guaynabo, Puerto Rico.: *Primera Hora*. [Versión electrónica]. Léase, además: Mariana Cobián. **Quinta causa de muerte en hombres**. (2008, diciembre). *Primera Hora*. Guaynabo, Puerto Rico. [Versión electrónica]; **Disminuyen los asesinatos en el 2005**. (2006, 2 de enero). Guaynabo, Puerto Rico.: *Primera Hora*. Recuperado el 2 de enero de 2006, de http://www.primerahora.com/.

xxivMariana Cobián. **Quinta causa de muerte en hombres**. (2008, diciembre). *Primera Hora*. Guaynabo, Puerto Rico. [Versión electrónica].

xxvLas mujeres, menos desechables que los hombres; por eso viven más. (2010). Ciudad de México, México.: *La Jornada*. Recuperado el 31 de diciembre de 2010, de http://www.jornada.unam.mx/.

xxviThe Regents of the University of Michigan. (2006). **La evolución explica porque las mujeres son más longevas que los hombres**. Ann Arbor, MI. Información consultada el 11 de septiembre de 2010, de http://www.umich.edu/Es/news/06/pr0422.php. Léase, además: Michelle Roberts. **Los hombres son el sexo débil**. (2010, noviembre). Londres, Reino Unido.: *British Broadcasting Corporation (BBC)*. Recuperado el 30 de diciembre de 2010, de http://news.bbc.co.uk/hi/spanish/news/; **Estudio: 7 cosas en las que las mujeres superan a los hombres**. (2010). Madrid, España.: *Noticias Terra*. Recuperado el 30 de diciembre de 2010, de http://www.terra.com/noticias/.

xxviiLas mujeres son más longevas porque su corazón resiste mejor el paso del tiempo, según un estudio británico. (2005). España, Unión Europea.: *Eroski Consumer*. Información consultada el 11 de septiembre de 2010, de http://www.consumer.es/.

xxviiiThe Regents of the University of Michigan. (2006). **La evolución explica porque las mujeres son más longevas que los hombres**. Ann Arbor, MI. Información consultada el 11 de septiembre de 2010, de http://www.umich.edu/Es/news/06/pr0422.php; Michelle Roberts. **Los hombres son el sexo débil**. (2010, noviembre). Londres, Reino Unido.: *British Broadcasting Corporation (BBC)*. Recuperado el 30 de diciembre de 2010, de http://news.bbc.co.uk/hi/spanish/news/.

xxixAmamantar protege de enfermedades coronarias a las mujeres. (2009). España, Unión Europea.: *Revista Tendencias 21*. Información consultada el 31 de diciembre de 2010, de http://www.tendencias21.net/.

xxxColette Bouchez. (2003, 22 de mayo). **La mujer es el sexo fuerte: toleran mejor el dolor que los hombres**. *Con Salud*. Consultado el 22 de mayo de 2003, de http://salud.consalud.com/skins/endi/bridge_cs.asp?newsid=5770.

xxxiResistencia Muscular. (2010). Bogotá D. C., Colombia.: *Instituto Colombiano del Deporte*. Información consultada el 24 de noviembre de 2010, de http://www.coldeportes.gov.co/coldeportes/index.php?idcategoria=2545.

xxxiiColette Bouchez. (2003, 22 de mayo). **La mujer es el sexo fuerte: toleran mejor el dolor que los hombres**. *Con Salud*. Consultado el 22 de mayo de 2003, de http://salud.consalud.com/skins/endi/bridge_cs.asp?newsid=5770.

xxxiiiThe Regents of the University of Michigan. (2006). **La evolución explica porque las mujeres son más longevas que los hombres**. Ann Arbor, MI. Información consultada el 11 de septiembre de 2010, de http://www.umich.edu/Es/news/06/pr0422.php; **Los hombres viven menos que las mujeres, pero son sexualmente activos durante más tiempo**. (2010). España, Unión Europea.: *Revista Tendencias 21*. Información consultada el 31 de diciembre de 2010, de http://www.tendencias21.net/; **Las mujeres tienen un sistema inmunológico más potente que los hombres**. (2009). España, Unión Europea.: *Revista Tendencias 21*. Información consultada el 31 de diciembre de 2010, de http://www.tendencias21.net/.

Ismael Leandry Vega   *197* xxxivMichelle Roberts. **Los hombres son el sexo débil.** (2010, noviembre). Londres, Reino Unido.: *British Broadcasting Corporation (BBC).* Recuperado el 30 de diciembre de 2010, de http://news.bbc.co.uk/hi/spanish/news/.

xxxv**Las mujeres tienen un sistema inmunológico más potente que los hombres.** (2009). España, Unión Europea.: *Revista Tendencias 21.* Información consultada el 31 de diciembre de 2010, de http://www.tendencias21.net/.

xxxviJeniffer Vega. (2010). **Las hormonas femeninas ayudan a perfeccionar los vinos.** Santiago, Chile.: Empresa Periodística *La Nación.* Información consultada el 30 de diciembre de 2010, de http://www.lanacion.cl/.

xxxviiPara ver más información sobre esto, no dejen de leer los hallazgos de un estudio publicado por la revista Proceedings of the National Academy of Sciences (PNAS), en: Elena Sanz. (2009). **Los cerebros masculino y femenino tienen reacciones diferentes ante la belleza.** *Revista Muy Interesante.*: Madrid, España. Información consultada el 12 de diciembre de 2010, de http://www.muyinteresante.es/. Léase, además: Giuliana Torres García. (2009). **Las mujeres son más inteligentes que los hombres.** *eLiceo.com.* Información consultada el 11 de octubre de 2010, de www.eliceo.com .

xxxviii**Las mujeres de 50 años tienen mejor memoria que los hombres de la misma edad.** (2010). Guaynabo, Puerto Rico.: *Primera Hora.* [Versión electrónica].

xxxixUniversity of Hertfordshire. (2010). **First concrete evidence that women are better multitaskers than men.** Hatfield, Reino Unido. Información consultada el 11 de diciembre de 2010, de http://www.herts.ac.uk/news-and-events/home.cfm; **Las mujeres pueden hacer varias tareas a la vez mejor que los hombres, demuestra un estudio.** (2010). España, Unión Europea.: *Revista Tendencias 21.* Información consultada el 31 de diciembre de 2010, de http://www.tendencias21.net/.

xl**Las mujeres son mejores que los hombres para detectar las emociones.** (2010). Homestead, FL.: *Informe21.* Información consultada el 11 de diciembre de 2010, http://informe21.com/.

xli**¿De verdad hablan más las mujeres?** (2007). Londres, Reino Unido.: *British Broadcasting Corporation (BBC).* Recuperado el 30 de diciembre de 2010, de http://news.bbc.co.uk/hi/spanish/news/.

xlii**Las mujeres y los hispanos utilizan más el celular en Estados Unidos.** (2010). México, Latinoamérica.: *CNN México.* Información consultada el 27 de diciembre de 2010, de http://mexico.cnn.com/.

xliii**Humor femenino es más inteligente: estudio.** (2010). México City, México.: *El Universal.* Recuperado el 27 de diciembre de 2010, de http://www.eluniversal.com.mx/.

xliv**Humor femenino es más inteligente: estudio.** (2010). México City, México.: *El Universal.* Recuperado el 20 de diciembre de 2010, de http://www.eluniversal.com.mx/.

xlvDeborah Mitchell. (2010). **Cómo se afligen los hombres.** New York, NY.: NYU *Langone Medical Center.* Información consultada el 23 de diciembre de 2010, de http://www.med.nyu.edu/content?ChunkIID=121944. Léase, además: **Personas que crecen con hermanas son más felices.** (2009). México City, México.: *El Universal.* Recuperado el 20 de diciembre de 2010, de http://www.eluniversal.com.mx/.

xlviDeborah Mitchell. (2010). **Cómo se afligen los hombres.** New York, NY.: NYU *Langone Medical Center.* Información consultada el 23 de diciembre de 2010, de http://www.med.nyu.edu/content?ChunkIID=121944.

xlvii**Personas que crecen con hermanas son más felices**. (2009). México City, México.: *El Universal*. Recuperado el 20 de diciembre de 2010, de http://www.eluniversal.com.mx/.

xlviiiVéanse las expresiones del gran filósofo Immanuel Kant (1724 - 1804), en: **Immanuel Kant**. (2006). *Mundo Citas*. Recuperado el 18 de agosto de 2006, de http://www.mundocitas.com/.

xlixExposición de Motivos de la **Ley de Puerto Rico Número 184**, del 1 de septiembre de 2006.

l**Ganan más trabajadores educados**. (2007, 4 de mayo). Guaynabo, Puerto Rico.: *El Nuevo Día*. Recuperado el 30 de mayo de 2007, de http://www.adendi.com/; Exposición de Motivos de la **Ley de Puerto Rico Núm. 145**, de 11 de junio de 2004.

li**Ganan más trabajadores educados**. (2007, 4 de mayo). Guaynabo, Puerto Rico.: *El Nuevo Día*. Recuperado el 30 de mayo de 2007, de http://www.adendi.com/.

liiEditorial de El Nuevo Día. **Protejamos la educación**. (2008, 16 de septiembre). *El Nuevo Día*. Guaynabo, Puerto Rico. [Versión electrónica].

liiiAgnes J. Montano **¿Qué tiene de malo?** (2008, 10 de julio). *El Nuevo Día*. Guaynabo, Puerto Rico. [Versión electrónica]. Léase, además: Raquel San Martín. (2005). **Las mujeres son mejores alumnas que los varones**. Buenos Aires, Argentina.: *La Nación*. Consultado el 31 de diciembre de 2009, de http://www.lanacion.com.ar/; **Las mujeres copan la presencia en las universidades, pero no alcanzan puestos de responsabilidad**. (2009). España, Unión Europea.: *Revista Eroski Consumer*. Información consultada el 11 de septiembre de 2010, de http://www.consumer.es/; Editorial de El Nuevo Día. **Desigualdad que debe desaparecer**. (2007, 9 de marzo). Guaynabo, Puerto Rico.: *El Nuevo Día*. Recuperado el 30 de marzo de 2007, de http://www.endi.com/; Frances Rosario. **Educación para paliar el machismo**. (2007,17 de septiembre). Guaynabo, Puerto Rico.: *El Nuevo Día*. Recuperado el 30 de septiembre de 2006, de http://www.endi.com/; Cynthia López Cabán, **"Sólido dominio de la mujer"**. (2005, 20 de febrero). Guaynabo, Puerto Rico.: *El Nuevo Día*. Recuperado el 20 de febrero de 2005, de http://www.endi.com/; **Hoy, la mujer es muy superior al hombre**. (2007). Buenos Aires, Argentina.: *Universidad Torcuato Di Tella*. Información consultada el 31 de diciembre de 2010, de http://www.utdt.edu/prensa.php.

liv**Mayor cantidad de mujeres a la profesión jurídica**. (2006, 1 de febrero). Guaynabo, Puerto Rico.: *Primera Hora*. Recuperado el 1 de febrero de 2006, de http://www.primerahora.com/; Raquel San Martín. (2005). **Las mujeres son mejores alumnas que los varones**. Buenos Aires, Argentina.: *La Nación*. Consultado el 31 de diciembre de 2009, de http://www.lanacion.com.ar/; Editorial de El Nuevo Día. **Desigualdad que debe desaparecer**. (2007, 9 de marzo). Guaynabo, Puerto Rico.: *El Nuevo Día*. Recuperado el 30 de marzo de 2007, de http://www.endi.com/; Cynthia López Cabán, **"Sólido dominio de la mujer"**. (2005, 20 de febrero). Guaynabo, Puerto Rico.: *El Nuevo Día*. Recuperado el 20 de febrero de 2005, de http://www.endi.com/; Cynthia López Cabán. **Avance en puestos universitarios**. (2005, 20 de febrero). Guaynabo, Puerto Rico.: *El Nuevo Día*. Recuperado el 28 de febrero de 2007, de http://www.adendi.com/; **Estudio: 7 cosas en las que las mujeres superan a los hombres**. (2010). Madrid, España.: *Noticias Terra*. Recuperado el 30 de diciembre de 2010, de http://www.terra.com/noticias/.

lvAgnes J. Montano **¿Qué tiene de malo?** (2008, 10 de julio). *El Nuevo Día*. Guaynabo, Puerto Rico. [Versión electrónica].

lviRaquel San Martín. (2005). **Las mujeres son mejores alumnas que los varones**. Buenos Aires, Argentina.: *La Nación*. Consultado el 31 de diciembre de 2009, de http://www.lanacion.com.ar/.

lviiLas mujeres copan la presencia en las universidades, pero no alcanzan puestos de responsabilidad. (2009). España, Unión Europea.: *Revista Eroski Consumer.* Información consultada el 11 de septiembre de 2010, de http://www.consumer.es/.

lviiiMayor cantidad de mujeres a la profesión jurídica. (2006, 1 de febrero). Guaynabo, Puerto Rico.: *Primera Hora.* Recuperado el 2 de febrero de 2006, de http://www.primerahora.com/.

lixCentro de Estudios de la Mujer. (2010) ¿Qué es el CEM de la UCV? Caracas, Venezuela.: *Universidad Central de Venezuela.* Información consultada el 25 de diciembre de 2010, de http://cem.ve.tripod.com/jornadasdelcem/index.html.

lxFact sheet: Women at Cambridge: Academic Performance. (2008). Cambridge, Reino Unido.: *University of Cambridge.* Información consultada el 28 de diciembre de 2010, de http://www.cam.ac.uk/.

lxiLas mujeres copan la presencia en las universidades, pero no alcanzan puestos de responsabilidad. (2009). España, Unión Europea.: *Revista Eroski Consumer.* Información consultada el 11 de septiembre de 2010, de http://www.consumer.es/. Léase, además: Estudio: 7 cosas en las que las mujeres superan a los hombres. (2010). Madrid, España.: Noticias Terra. Recuperado el 30 de diciembre de 2010, de http://www.terra.com/noticias/; Fact sheet: Women at Cambridge: Academic Performance. (2008). Cambridge, Reino Unido.: *University of Cambridge.* Información consultada el 28 de diciembre de 2010, de http://www.cam.ac.uk/.

lxiiAgnes J. Montano ¿Qué tiene de malo? (2008, 10 de julio). *El Nuevo Día.* Guaynabo, Puerto Rico. [Versión electrónica].

lxiiiExposición de Motivos de la Ley de Puerto Rico Número 184, del 1 de septiembre de 2006.

lxivArticulo II, Sección 5 de la Constitución del Estado Libre Asociado de Puerto Rico.

lxvDebra Cassens Weiss. Law Schools Grow as Jobs Shrink, Producing Irate Unemployed Lawyers. (2010). Chicago, IL.: *American Bar Association Journal.* Información consultada el 20 de diciembre de 2010, de http://www.abajournal.com/; Debra Cassens Weiss. (2010). June Was a Bad Month for Law Firm Employees, Labor Stats Show. Chicago, IL.: *American Bar Association Journal.* Información consultada el 20 de diciembre de 2010, de http://www.abajournal.com/; Martha Neil. (2009). Recent Law Grads Pursuing Hard-to-Get Paralegal, Secretary Jobs at Firms. Chicago, IL.: *American Bar Association Journal.* Información consultada el 20 de diciembre de 2010, de http://www.abajournal.com/; Employment Down, Salaries Hold for Law Grads. (2010). Pasadena, CA.: *The JD Journal.* Información consultada el 28 de diciembre de 2010, de http://www.jdjournal.com/.

lxviPrinceton and Smith College launch engineering student exchange. (2005). Princeton, NJ.: *Princeton University.* Información consultada el 29 de diciembre de 2010, de http://www.princeton.edu/main/news/; Ushma Patel. (2008). Mentoring program aims to keep women in math. Princeton, NJ.: *Princeton University.* Información consultada el 29 de diciembre de 2010, de http://www.princeton.edu/main/news/; Orenstein, D. (2006). Engineering education should welcome women, professional society leader says. Stanford, CA.: *Stanford University.* Información consultada el 29 de diciembre de 2010, de http://news.stanford.edu/.

lxviiAnne Arundel Community College. (2010). Women's Studies Program. Arnold, MD. Información consultada el 23 de diciembre de 2010, de http://www.aacc.edu/wms/;New exhibit traces women in business at Harvard. (2008). Cambridge, MA.: *Harvard*

University Gazatte. Información consultada el 28 de diciembre de 2011, de http://www.hno.harvard.edu/gazette/; Centro de Estudios de la Mujer. (2010). **Maestría en Estudios de la Mujer**. Caracas, Venezuela.: *Universidad Central de Venezuela*. Información consultada el 25 de diciembre de 2010, de http://cem.ve.tripod.com/jornadasdelcem/id13.html.

lxviii**Ganan más trabajadores educados**. (2007, 4 de mayo). Guaynabo, Puerto Rico. *El Nuevo Día*. Recuperado el 30 de mayo de 2007, de http://www.adendi.com/.

lxix**Las mujeres aprenden más rápido que los hombres, según un estudio**. (2007). Madrid, España.: *20minutos*. Recuperado el 31 de diciembre de 2010, de http://www.20minutos.es/.

lxxRaquel San Martín. (2005). **Las mujeres son mejores alumnas que los varones**. Buenos Aires, Argentina.: *La Nación*. Consultado el 31 de diciembre de 2009, de http://www.lanacion.com.ar/. Léase, además: **Las mujeres aprenden más rápido que los hombres, según un estudio**. (2007). Madrid, España.: *20minutos*. Recuperado el 31 de diciembre de 2010, de http://www.20minutos.es/.

lxxiJuan Yesnik. (2010). **Las mentiras del sexo**. Argentina, Latinoamérica.: *Revista Ohlala*. Información consultada el 11 de diciembre de 2010, de http://www.revistaohlala.com/1322826.

lxxii**No decir la verdad o decirla a medias es inherente a la condición humana, dice estudio**. (s.f.). *El Tiempo*. Información consultada el 11 de diciembre de 2010, de http://www3.eltiempo.com/. Léase, además: **Las personas inteligentes mienten con más facilidad**. (2009, octubre). Guaynabo, Puerto Rico.: *El Nuevo Día*. Recuperado el 30 de diciembre de 2009, de http://www.elnuevodia.com/; **Vamos a detectar mentiras**. (2009). *Revista Muy Interesante, GyJ España Ediciones*. Madrid, España. Información consultada el 15 de diciembre de 2009, de http://www.muyinteresante.es/.

lxxiii**No decir la verdad o decirla a medias es inherente a la condición humana, dice estudio**. (s.f.). *El Tiempo*. Información consultada el 11 de diciembre de 2010, de http://www3.eltiempo.com/. Léase, además: **Las personas inteligentes mienten con más facilidad**. (2009, octubre). Guaynabo, Puerto Rico.: *El Nuevo Día*. Recuperado el 30 de diciembre de 2009, de http://www.elnuevodia.com/; **Vamos a detectar mentiras**. (2009). *Revista Muy Interesante, GyJ España Ediciones*. Madrid, España. Información consultada el 15 de diciembre de 2009, de http://www.muyinteresante.es/.

lxxiv**No decir la verdad o decirla a medias es inherente a la condición humana, dice estudio**. (s.f.). *El Tiempo*. Información consultada el 11 de diciembre de 2010, de http://www3.eltiempo.com/; **Los hombres son más deshonestos**. (2010, junio). Guaynabo, Puerto Rico.: *El Nuevo Día*. [Versión electrónica].

lxxv**El 80% de los casos de hombres maltratados son denunciados por sus familiares**. (2009). Madrid, España.: *Diario ADN*. Información consultada el 30 de diciembre de 2010, de http://www.adn.es/; Daniel Rivera Vargas. **Trabaja la Judicatura con órdenes de protección automatizadas**. (2010, octubre). Guaynabo, Puerto Rico.: *El Nuevo Día*. [Versión electrónica]; **Maripily fue la que empujó a Roberto Alomar según la Policía**. (2010, agosto). Guaynabo, Puerto Rico.: *Primera Hora*. [Versión electrónica]; Olmo, G. (2009). **Hombres maltratados: la cara oculta de la violencia de género**. Madrid, España.: *Diario ABC*. Recuperado el 31 de diciembre de 2010, de http://www.abc.es/.

lxxviOlmo, G. (2009). **Hombres maltratados: la cara oculta de la violencia de género**. Madrid, España.: *Diario ABC*. Recuperado el 31 de diciembre de 2010, de http://www.abc.es/.

lxxviiJuan Yesnik. (2010). **Las mentiras del sexo**. Argentina, Latinoamérica.: *Revista Ohlala*. Información consultada el 11 de diciembre de 2010, de http://www.revistaohlala.com/1322826. Léase, además: Alessandra Rampolla. (2003). **Todo sobre el orgasmo vaginal**. Guaynabo, Puerto Rico.: *Primera Hora*. [Versión electrónica]; Córdoba, P. (2008). **El falso orgasmo femenino**. *Educasexo*. Información consultada el 31 de octubre de 2010, de http://www.educasexo.com/.

lxxviiiLos hombres no satisfacen a las mujeres tanto como piensan. (2010). *Antena3*. Información consultada el 11 de diciembre de 2010, de http://www.antena3.com/; Juan Yesnik. (2010). **Las mentiras del sexo**. Argentina, Latinoamérica.: *Revista Ohlala*. Información consultada el 11 de diciembre de 2010, de http://www.revistaohlala.com/1322826; **Entre más dinero tengan los hombres mejor calidad de orgasmos**. (2010). Madrid, España.: *Noticias Terra*. Recuperado el 30 de diciembre de 2010, de http://www.terra.com/noticias/; **Mujeres tienen más orgasmos con hombres ricos, según un estudio**. (2010). *Entregirls*. Información consultada el 25 de julio de 2011, de http://www.entregirls.com/mujeres-tienen-mas-orgasmos-con-hombres-ricos-segun-un-estudio/; **Las mujeres tienen más parejas sexuales que los hombres**. (2008). New York, EEUU.: *AOL Latino*. Información consultada el 11 de diciembre de 2010, de http://tuvida.aol.com/.

lxxixLos hombres son más deshonestos. (2010, junio). Guaynabo, Puerto Rico.: *El Nuevo Día*. [Versión electrónica].

lxxxOlmo, G. (2009). **Hombres maltratados: la cara oculta de la violencia de género**. Madrid, España.: *Diario ABC*. Recuperado el 31 de diciembre de 2010, de http://www.abc.es/.

lxxxiOlmo, G. (2009). **Hombres maltratados: la cara oculta de la violencia de género**. Madrid, España.: *Diario ABC*. Recuperado el 31 de diciembre de 2010, de http://www.abc.es/.

lxxxiiDaniel Rivera Vargas. **Trabaja la Judicatura con órdenes de protección automatizadas**. (2010, octubre). Guaynabo, Puerto Rico.: *El Nuevo Día*. [Versión electrónica].

lxxxiiiRaúl Llanos & Gabriela Romero. **Las madres en DF, principales agresoras de niños en el seno familiar: estudio**. (2008, 13 de marzo). *La Jornada*. Ciudad de México, México. Recuperado el 1 de septiembre de 2008, de http://www.jornada.unam.mx/.

lxxxivMujer asesina a golpes a una bebé recién nacida. (2010, octubre). Guaynabo, Puerto Rico.: *Primera Hora*. [Versión electrónica].

lxxxvA la cárcel joven acusada de matar a su bebé. (2010, agosto). Guaynabo, Puerto Rico.: *El Nuevo Día*. [Versión electrónica].

lxxxviInder Bugarin. **Refugio para hombres maltratados**. (2008, 25 de septiembre). *British Broadcasting Corporation (BBC)*. Londres, Reino Unido. Recuperado el 30 de diciembre de 2008, de http://news.bbc.co.uk/hi/spanish/news/. Léase, además: Pedro Bosque Pérez. **Orden de protección contra mujer policía**. (2008, 20 de septiembre). *El Nuevo Día*. Guaynabo, Puerto Rico. Recuperado el 31 de diciembre de 2008, de http://www.elnuevodia.com/; **Maripily fue la que empujó a Roberto Alomar según la Policía**. (2010, agosto). Guaynabo, Puerto Rico.: *Primera Hora*. [Versión electrónica]; **Mujer incendió la residencia de su pareja**. (2009, julio). San Juan, Puerto Rico.: *El Vocero de Puerto Rico*. [Versión electrónica]; **Sal pa' fuera entre alcalde y esposa**. (2009, julio). Guaynabo, Puerto Rico.: *El Nuevo Día*. [Versión electrónica].

lxxxviiBárbara J. Figueroa Rosa. **Difícil adiós para el papá**. (2010). Guaynabo, Puerto Rico.: *Primera Hora*. [Versión electrónica]; **En intensivo niño envenenado: mujer le** pone sustancia química en el desayuno a su esposo y al menor de 6 años, quien es su primo. (2008, 11 de enero). Guaynabo, Puerto Rico.: *El Nuevo Día*. [Versión electrónica]; **Culpa a Familia por muerte de infantes en Trujillo Alto**. (2010, agosto). Guaynabo, Puerto Rico.: *El Nuevo Día*. [Versión electrónica].

lxxxviiiPadilla, H. (2010). **La violencia doméstica: un crimen oculto**. Guaynabo, Puerto Rico.: *El Nuevo Día*. [Versión electrónica].

lxxxixEl **80% de los casos de hombres maltratados son denunciados por sus familiares**. (2009). Madrid, España.: *Diario ADN*. Información consultada el 30 de diciembre de 2010, de http://www.adn.es/; Olmo, G. (2009). **Hombres maltratados: la cara oculta de la violencia de género**. Madrid, España.: *Diario ABC*. Recuperado el 31 de diciembre de 2010, de http://www.abc.es/; Inder Bugarin. **Refugio para hombres maltratados**. (2008, 25 de septiembre). *British Broadcasting Corporation (BBC)*. Londres, Reino Unido. Recuperado el 30 de diciembre de 2008, de http://news.bbc.co.uk/hi/spanish/news/; Pedro Bosque Pérez. **Orden de protección contra mujer policía**. (2008, 20 de septiembre). *El Nuevo Día*. Guaynabo, Puerto Rico. Recuperado el 31 de diciembre de 2008, de http://www.elnuevodia.com/; Tomás de Jesús Mangual. **Productor radica querella contra compañera**. (2008, 7 de julio). *El Vocero de Puerto Rico*. San Juan, Puerto Rico. [Versión electrónica]; Yadira Otero. **Hombre víctima**. (2007, 7 de noviembre). Guaynabo, Puerto Rico.: *El Nuevo Día*. [Versión electrónica]; **Más poderosas**. (2006, 23 de julio). Guaynabo, Puerto Rico.: *El Nuevo Día*. Recuperado el 23 de julio de 2006, de http://www.endi.com/.

xc**Más poderosas**. (2006, 23 de julio). Guaynabo, Puerto Rico.: *El Nuevo Día*. Recuperado el 23 de julio de 2006, de http://www.endi.com/.

xciMariana Cobián. **Buscan curar las heridas del maltrato psicológico**. (2008, 15 de marzo). *Primera Hora*. Guaynabo, Puerto Rico. [Versión electrónica].

xciiEl **80% de los casos de hombres maltratados son denunciados por sus familiares**. (2009). Madrid, España.: *Diario ADN*. Información consultada el 30 de diciembre de 2010, de http://www.adn.es/.

xciiiPadilla, H. (2010). **La violencia doméstica: un crimen oculto**. Guaynabo, Puerto Rico.: *El Nuevo Día*. [Versión electrónica].

xcivPadilla, H. (2010). **La violencia doméstica: un crimen oculto**. Guaynabo, Puerto Rico.: *El Nuevo Día*. [Versión electrónica].

xcvFrancisco Rodríguez-Burns. **Mercadeo sexual en ciberespacio**. (2008, 16 de septiembre). *Primera Hora*. Guaynabo, Puerto Rico. [Versión electrónica]. Léase, además: Francisco Rodríguez-Burns. **Secretos y pasión en lujoso hotel**. (2008, 15 de septiembre). *Primera Hora*. Guaynabo, Puerto Rico. [Versión electrónica]; Francisco Rodríguez-Burns. **Sexo sin fronteras**. (2008, 15 de septiembre). *Primera Hora*. Guaynabo, Puerto Rico. [Versión electrónica].

xcviFrancisco Rodríguez-Burns. **Mercadeo sexual en ciberespacio**. (2008, 16 de septiembre). *Primera Hora*. Guaynabo, Puerto Rico. [Versión electrónica]; Hillary Rhodes, Megan K. Scott & Maryclaire Dale. **Tecnología incide en la profesión más antigua del mundo**. (2008, 14 de marzo). *Primera Hora*. Guaynabo, Puerto Rico. [Versión electrónica]; Danny Hakim. **Gobernador Spitzer: les pido perdón**. (2008, 11 de marzo). *The New York Times*, *El Nuevo Día*. Guaynabo, Puerto Rico. [Versión electrónica].

xcviiRosita Marrero. **Sexo de 24 quilates**. (2008, 13 de marzo). *Primera Hora*. Guaynabo, Puerto Rico. [Versión electrónica]. Léase, además: **Belle de Jour, la prostituta, la doctora**. (2009, noviembre). Londres, Reino Unido.: *British Broadcasting Corporation (BBC)*. Recuperado el 30 de diciembre de 2009, de http://news.bbc.co.uk/hi/spanish/news/.

xcviiiRosita Marrero. **Sexo de 24 quilates**. (2008, 13 de marzo). *Primera Hora*. Guaynabo, Puerto Rico. [Versión electrónica]. Léase, además: **Gobernador de NY involucrado con prostitución**. (2008, 10 de marzo). *Noticias Telemundo, Yahoo*. EE.UU. Consultado el 3 de abril de 2009, de http://noticias.telemundo.yahoo.com/.

xcixFernández, J. (2005, 3 de julio). **Benevolencia judicial en casos de prostitución**. Guaynabo, Puerto Rico.: *El Nuevo Día*. Recuperado el 3 de julio de 2005, de http://www.endi.com/. Léase, además: **Prostitutas y adictos por las calles de Yauco**. (2005, 2 de noviembre). Guaynabo, Puerto Rico.: *Primera Hora*. Recuperado el 2 de noviembre de 2005, de http://www.primerahora.com/.

cBelle de Jour, la prostituta, la doctora. (2009, noviembre). Londres, Reino Unido.: *British Broadcasting Corporation (BBC)*. Recuperado el 30 de diciembre de 2009, de http://news.bbc.co.uk/hi/spanish/news/.

ciHannah Barnes. **Sexo pagado con "Superman"**. (2009, marzo). *British Broadcasting Corporation (BBC)*. Londres, Reino Unido. Recuperado el 30 de diciembre de 2009, de http://news.bbc.co.uk/hi/spanish/news/; **Gobernador de NY involucrado con prostitución**. (2008, 10 de marzo). *Noticias Telemundo, Yahoo*. EE.UU. Consultado el 3 de abril de 2009, de http://noticias.telemundo.yahoo.com/; **Spitzer fue grabado arreglando encuentro con prostituta: NYT**. (2008, 10 marzo). *Reuters*. South Colonnade, Canary Wharf, London. Recuperado el 18 de agosto de 2008, de http://lta.today.reuters.com/; Danny Hakim. **Gobernador Spitzer: "les pido perdón"**. (2008, 11 de marzo). *The New York Times, El Nuevo Día*. Guaynabo, Puerto Rico. [Versión electrónica]; Sara M. Justicia Doll. **En la escuela de día y trabajador sexual de noche**. (2010, febrero). Guaynabo, Puerto Rico.: *Primera Hora*. [Versión electrónica]; **Llegan los burdeles y prostitutos sólo para mujeres**. (2006). Madrid, España.: *El País*. Consultado el 29 de diciembre de 2010, de http://www.elpais.com/; **Las mujeres también se interesan por el turismo sexual**. (2010). España, Unión Europea. *La Información*. Información consultada el 9 de diciembre de 2010, de http://noticias.lainformacion.com/.

ciiHillary Rhodes, Megan K. Scott & Maryclaire Dale. **Tecnología incide en la profesión más antigua del mundo**. (2008, 14 de marzo). *Primera Hora*. Guaynabo, Puerto Rico. [Versión electrónica].

ciiiHillary Rhodes, Megan K. Scott & Maryclaire Dale. **Tecnología incide en la profesión más antigua del mundo**. (2008, 14 de marzo). *Primera Hora*. Guaynabo, Puerto Rico. [Versión electrónica].

civHillary Rhodes, Megan K. Scott & Maryclaire Dale. **Tecnología incide en la profesión más antigua del mundo**. (2008, 14 de marzo). *Primera Hora*. Guaynabo, Puerto Rico. [Versión electrónica]. Léase, además: **Belle de Jour, la prostituta, la doctora**. (2009, noviembre). Londres, Reino Unido.: *British Broadcasting Corporation (BBC)*. Recuperado el 30 de diciembre de 2009, de http://news.bbc.co.uk/hi/spanish/news/.

cvFrancisco Rodríguez-Burns. **Alto el costo de los choques**. (2007, 21 de junio). Guaynabo, Puerto Rico.: *Primera Hora*. Recuperado el 30 de junio de 2008, de http://archivo.primerahora.com/.

cviDaniel Rivera Vargas. **Se disparan los accidentes de tránsito**. (2008, 13 de enero). Guaynabo, Puerto Rico.: *El Nuevo Día*. Recuperado el 31 de diciembre de 2008, de http://www.elnuevodia.com/.

cviiNelson Perdomo Paz. **Los accidentes cuestan caro**. (2005, 7 de marzo). Guaynabo, Puerto Rico.: *Primera Hora*. Recuperado el 31 de marzo de 2008, de http://archivo.primerahora.com/.

[cviii]Daniel Rivera Vargas. **Se disparan los accidentes de tránsito**. (2008, 13 de enero). Guaynabo, Puerto Rico.: *El Nuevo Día*. Recuperado el 31 de diciembre de 2008, de http://www.elnuevodia.com/. Léase, además: Pedro Bosque Pérez. **Onerosos los choques**. (2007, 25 de abril). Guaynabo, Puerto Rico.: *El Nuevo Día*. Recuperado el 30 de abril de 2007, de http://www.adendi.com/.

[cix]Francisco Rodríguez-Burns. **Alto el costo de los choques**. (2007, 21 de junio). Guaynabo, Puerto Rico.: *Primera Hora*. Recuperado el 30 de junio de 2008, de http://archivo.primerahora.com/.

[cx]Francisco Rodríguez-Burns. **Alto el costo de los choques**. (2007, 21 de junio). Guaynabo, Puerto Rico.: *Primera Hora*. Recuperado el 30 de junio de 2008, de http://archivo.primerahora.com/.

[cxi]**Las mujeres son más cautas al volante, los hombres piensan que los radares están para incordiar.** (2006). Madrid, España.: *20minutos*. Recuperado el 31 de diciembre de 2010, de http://www.20minutos.es/.

[cxii]Michele Ugazzi. (2010). **Estudio revela que las mujeres son más seguras al conducir que los hombres**. New York City, New York.: *AOL Inc*. Información consultada el 11 de septiembre de 2010, de http://automoviles.aol.com/.

[cxiii]Nelson Perdomo Paz. **Impacto fatal a la economía.** (2005, 7 de marzo). Guaynabo, Puerto Rico.: *Primera Hora*. Recuperado el 31 de marzo de 2008, de http://archivo.primerahora.com/.

[cxiv]Jack Zemlicka. (2010). **More men filing sexual harassment claims**. Metairie, LA.: *New Orleans CityBusiness*. Información consultada el 12 de septiembre de 2010, de http://neworleanscitybusiness.com/; Gretchen Voss. (2010). **Women Harassing Men**. New York, NY.: *Marie Claire*. Información consultada el 11 de diciembre de 2010, de http://www.marieclaire.com/.

[cxv]Exposición de Motivos de la **Ley de Puerto Rico Núm. 17 del 22 de abril de 1988**.

[cxvi]Gaby Hinsliff. (2006). **Sexual harassment of men revealed**. Reino Unido, Unión Europea.: *The Guardian*. Información consultada el 12 de diciembre de 2010, de http://www.guardian.co.uk/uk/2006/jun/25/gender.world; Eve Tahmincioglu. (2007). **Male sexual harassment is not a joke**. New York, NY.: *MSNBC*. Información consultada el 11 de octubre de 2010, de http://www.msnbc.msn.com/; Jack Zemlicka. (2010). **More men filing sexual harassment claims**. Metairie, LA.: *New Orleans CityBusiness*. Información consultada el 12 de septiembre de 2010, de http://neworleanscitybusiness.com/; Gretchen Voss. (2010). **Women Harassing Men**. New York, NY.: *Marie Claire*. Información consultada el 11 de diciembre de 2010, de http://www.marieclaire.com/; Carrie N. Baker. (2008). **The women's movement against sexual harassment**. Cambridge, Reino Unido.: *Cambridge University Press*, pág. 143; Cecilia Yáñez. (2005). **Se buscan hombres acosados**. Chile, Latinoamérica.: *La Nación*. Información consultada el 11 de enero de 2010, de http://www.lanacion.cl/.

[cxvii]Cecilia Yáñez. (2005). **Se buscan hombres acosados**. Chile, Latinoamérica.: *La Nación*. Información consultada el 11 de enero de 2010, de http://www.lanacion.cl/.

[cxviii]Gaby Hinsliff. (2006). **Sexual harassment of men revealed**. Reino Unido, Unión Europea.: *The Guardian*. Información consultada el 12 de diciembre de 2010, de http://www.guardian.co.uk/uk/2006/jun/25/gender.world.

[cxix]Gretchen Voss. (2010). **Women Harassing Men**. New York, NY.: *Marie Claire*. Información consultada el 11 de diciembre de 2010, de http://www.marieclaire.com/.

[cxx]**La obsesión por su belleza vs. los daños cosméticos**. (2009). España, Unión Europea.: *Ideas de Belleza*. Información consultada el 11 de diciembre de 2010, de http://www.ideasdebelleza.es/.

[cxxi]**La obsesión por su belleza vs. los daños cosméticos**. (2009). España, Unión Europea.: *Ideas de Belleza*. Información consultada el 11 de diciembre de 2010, de http://www.ideasdebelleza.es/.

[cxxii]**La Cirugía Plástica es ampliamente aceptada**. (2007). *Cirugía Plástica 411*. Información consultada el 11 de noviembre de 2010, de http://www.cirugiaplastica411.com/.

[cxxiii]**La Cirugía Plástica es ampliamente aceptada**. (2007). *Cirugía Plástica 411*. Información consultada el 11 de noviembre de 2010, de http://www.cirugiaplastica411.com/; Julio Fontanet. **Con UU tampoco hay paraíso**. (2007, 5 de octubre). Guaynabo, Puerto Rico.: *El Nuevo Día*. [Versión electrónica].

[cxxiv]Ileana Delgado Castro. **Belleza de bisturí**. (2006, 28 de mayo). Guaynabo, Puerto Rico.: *El Nuevo Día*. Recuperado el 28 de mayo de 2006, de http://www.endi.com/. Léase, además: Julio Fontanet. **Con UU tampoco hay paraíso**. (2007, 5 de octubre). Guaynabo, Puerto Rico.: *El Nuevo Día*. [Versión electrónica]; **Las mujeres de 80 años han aumentado en un 100% sus visitas a clínicas de estética**. (2010). Homestead, FL.: *Informe21*. Información consultada el 11 de diciembre de 2010, http://informe21.com/.

[cxxv]**La obsesión por su belleza vs. los daños cosméticos**. (2009). España, Unión Europea.: *Ideas de Belleza*. Información consultada el 11 de diciembre de 2010, de http://www.ideasdebelleza.es/. Léase, además: Ileana Delgado Castro. **Belleza de bisturí**. (2006, 28 de mayo). Guaynabo, Puerto Rico.: *El Nuevo Día*. Recuperado el 28 de mayo de 2006, de http://www.endi.com/; Madison Park. **Las cirugías plásticas para verse como famosos preocupan a especialistas**. (2010). México, Latinoamérica.: *CNN México*. Información consultada el 27 de diciembre de 2010, de http://mexico.cnn.com/; Julio Fontanet. **Con UU tampoco hay paraíso**. (2007, 5 de octubre). Guaynabo, Puerto Rico.: *El Nuevo Día*. [Versión electrónica].

[cxxvi]Ileana Delgado Castro. **Belleza de bisturí**. (2006, 28 de mayo). Guaynabo, Puerto Rico.: *El Nuevo Día*. Recuperado el 28 de mayo de 2006, de http://www.endi.com/.

[cxxvii]Ileana Delgado Castro. **Belleza de bisturí**. (2006, 28 de mayo). Guaynabo, Puerto Rico.: *El Nuevo Día*. Recuperado el 28 de mayo de 2006, de http://www.endi.com/. Léase, además: Madison Park. **Las cirugías plásticas para verse como famosos preocupan a especialistas**. (2010). México, Latinoamérica.: *CNN México*. Información consultada el 27 de diciembre de 2010, de http://mexico.cnn.com/.

[cxxviii]David Navarro. **Mujer bonita, mujer poderosa**. (2010). México, Latinoamérica.: *CNN México*. Información consultada el 27 de diciembre de 2010, de http://mexico.cnn.com/. Léase, además: **Las profesiones más y menos seductoras**. (2010). Madrid, España.: *20minutos*. Recuperado el 31 de diciembre de 2010, de http://www.20minutos.es/; Julia Liber. (s.f.). **El poder sexual de la mujer**. España, Unión Europea.: *Sexología*. Información consultada el 11 de enero de 2011, de http://www.sexologia.com/.

[cxxix]David Navarro. **Mujer bonita, mujer poderosa**. (2010). México, Latinoamérica.: *CNN México*. Información consultada el 27 de diciembre de 2010, de http://mexico.cnn.com/.

[cxxx]**Bebés feos son rechazados por mujeres**. (2009). *Univision Communications Inc.* Los Ángeles, California. Recuperado el 12 de noviembre de 2010, de http://www.univision.com/; Adriana Bobinchock. (2009). **Study: Women more likely**

than men to reject unattractive babies. Cambridge, MA.: *Harvard University Gazette*. Información consultada el 28 de diciembre de 2010, de http://www.hno.harvard.edu/gazette/.

cxxxiLa obsesión por su belleza vs. los daños cosméticos. (2009). España, Unión Europea.: *Ideas de Belleza*. Información consultada el 11 de diciembre de 2010, de http://www.ideasdebelleza.es/. Léase, además: Julio Fontanet. **Con UU tampoco hay paraíso**. (2007, 5 de octubre). Guaynabo, Puerto Rico.: *El Nuevo Día*. [Versión electrónica]; **Las mujeres de 80 años han aumentado en un 100% sus visitas a clínicas de estética**. (2010). Homestead, FL.: *Informe21*. Información consultada el 11 de diciembre de 2010, http://informe21.com/.

cxxxiiLas mujeres de 80 años han aumentado en un 100% sus visitas a clínicas de estética. (2010). Homestead, FL.: *Informe21*. Información consultada el 11 de diciembre de 2010, http://informe21.com/.

cxxxiiiCampaña para concienciar sobre la depresión. (2005, 14 de diciembre). Guaynabo, Puerto Rico.: *El Nuevo Día*. Recuperado el 14 de diciembre de 2005, de http://www.endi.com/. Léase, además: Elba Betancourt Díaz. **Antídoto contra la depresión**. (2006, 10 de marzo). Guaynabo, Puerto Rico.: *El Nuevo Día*. Recuperado el 10 de marzo de 2006, de http://www.endi.com/.

cxxxivAurora Rivera. A merced de la depresión. (2006,14 de junio). *El Nuevo Día*. Guaynabo, Puerto Rico. Recuperado el 14 de junio de 2006, de http://www.endi.com/. Léase, además: **Las mujeres tienen más predisposición que los hombres a padecer enfermedades mentales como depresión y ansiedad en situaciones de crisis**. (2010). España, Unión Europea.: *Psiquiatria.com*. Información consultada el 12 de diciembre de 2010, de http://www.psiquiatria.com/noticias/depresion/epidemiologia120/40749/; Sara M. Justicia Doll. (2005). **Se deprimen más las mujeres**. Guaynabo, Puerto Rico.: *Primera Hora*. [Versión electrónica]; Juan Antonio Sanz. **Princesa Masako viaja a Holanda para curarse de depresión**. (2006, 17 de agosto). Guaynabo, Puerto Rico.: *Primera Hora*. Recuperado el 17 de agosto de 2006, de http://www.primerahora.com/; Ricardo Cortés Chico. **Insiste en suicidarse: arrepentida y consciente de su acto madre que mató a su niño**. (2008, 16 de febrero). *El Nuevo Día*. Guaynabo, Puerto Rico. [Versión electrónica].

cxxxvEn tiempos de crisis las mujeres gastan más para no deprimirse demasiado. (2009). España, Unión Europea.: *Revista Tendencias 21*. Información consultada el 31 de diciembre de 2010, de http://www.tendencias21.net/.

cxxxviLas mujeres pasan más de tres años de su vida haciendo compras. (2010). Guaynabo, Puerto Rico.: *Primera Hora*. [Versión electrónica].

cxxxviiLas mujeres pasan más de tres años de su vida haciendo compras. (2010). Guaynabo, Puerto Rico.: *Primera Hora*. [Versión electrónica].

cxxxviiiElizabeth Landau. Las mujeres compran ropa más sexy durante sus días fértiles. (2010). México, Latinoamérica.: *CNN México*. Información consultada el 27 de diciembre de 2010, de http://mexico.cnn.com/.

cxxxixJulio Fontanet. Con UU tampoco hay paraíso. (2007, 5 de octubre). Guaynabo, Puerto Rico.: *El Nuevo Día*. [Versión electrónica].

cxlYaiza Martínez. (2010). **La lealtad a las marcas, nueva forma de religión**. España, Unión Europea.: *Revista Tendencias 21*. Información consultada el 31 de diciembre de 2010, de http://www.tendencias21.net/.

cxli Montañez, A. (2010). **Las mujeres son más fieles a una marca**. *Universidad Central, Conexión Central*. Información consultada el 11 de enero de 2011, de http://www.conexioncentral.com/blog/.

cxlii Fufi Santori. (2010). **El consumo conspicuo**. Guaynabo, Puerto Rico.: *El Nuevo Día*. [Versión electrónica].

cxliii **Mujeres, ¿la clave del éxito?** (2009). Londres, Reino Unido.: *British Broadcasting Corporation (BBC)*. Recuperado el 30 de diciembre de 2010, de http://news.bbc.co.uk/hi/spanish/news/.

cxliv Montañez, A. (2010). **Las mujeres son más fieles a una marca**. *Universidad Central, Conexión Central*. Información consultada el 11 de enero de 2011, de http://www.conexioncentral.com/blog/. Léase, además: **¿Las mujeres son sensibles a la pornografía?** (2010). Madrid, España.: *Noticias Terra*. Recuperado el 30 de diciembre de 2010, de http://www.terra.com/noticias/; **New exhibit traces women in business at Harvard**. (2008). Cambridge, MA.: *Harvard University Gazette*. Información consultada el 28 de diciembre de 2010, de http://www.hno.harvard.edu/gazette/.

cxlv Arys L. Rodríguez Andino. **Chocan por la pornografía**. (2008, 17 de noviembre). *Primera Hora*. Guaynabo, Puerto Rico. [Versión electrónica]. Léase, además: Francisco Rodríguez-Burns. **Rumbo al clímax el cine porno**. (2008, 17 de noviembre). *Primera Hora*. Guaynabo, Puerto Rico. [Versión electrónica].

cxlvi **¿Las mujeres son sensibles a la pornografía?** (2010). Madrid, España.: *Noticias Terra*. Recuperado el 30 de diciembre de 2010, de http://www.terra.com/noticias/. Véase, además: Francisco Rodríguez-Burn. **"Me encanta dominar"**. (2008, 17 de noviembre). *Primera Hora*. Guaynabo, Puerto Rico. [Versión electrónica]; **¿Qué ha aportado Playboy a la libertad de expresión?** (2010, noviembre). Londres, Reino Unido.: *British Broadcasting Corporation (BBC)*. Recuperado el 30 de diciembre de 2010, de http://news.bbc.co.uk/hi/spanish/news/.

cxlvii Arys L. Rodríguez Andino. **Chocan por la pornografía**. (2008, 17 de noviembre). *Primera Hora*. Guaynabo, Puerto Rico. [Versión electrónica]. Léase, además: Francisco Rodríguez-Burn. **"Me encanta dominar"**. (2008, 17 de noviembre). *Primera Hora*. Guaynabo, Puerto Rico. [Versión electrónica]; **Samanta Villar vuelve al mundo del porno de la mano del actor español Marco Banderas**. (2010). Madrid, España.: *20minutos*. Recuperado el 31 de diciembre de 2010, de http://www.20minutos.es/; Brian Alexander. (2008). **Women on top: Female execs rise in porn biz**. Rockefeller Center, New York City.: *MSNBC*. Información consultada el 11 de noviembre de 2010, de http://www.msnbc.msn.com/.

cxlviii **¿Las mujeres son sensibles a la pornografía?** (2010). Madrid, España.: *Noticias Terra*. Recuperado el 30 de diciembre de 2010, de http://www.terra.com/noticias/. Léase, además: **Are women coming out on top of the Porn Industry?** (2009). Arizona, EEUU.: *Feminists For Choice*. Información consultada el 12 de diciembre de 2010, de http://feministsforchoice.com/are-women-coming-out-on-top-of-the-porn-industry.htm; Arys L. Rodríguez Andino. **Chocan por la pornografía**. (2008, 17 de noviembre). *Primera Hora*. Guaynabo, Puerto Rico. [Versión electrónica]; Francisco Rodríguez-Burn. **"Me encanta dominar"**. (2008, 17 de noviembre). *Primera Hora*. Guaynabo, Puerto Rico. [Versión electrónica]; Brian Alexander. (2008). **Women on top: Female execs rise in porn biz**. Rockefeller Center, New York City.: *MSNBC*. Información consultada el 11 de noviembre de 2010, de http://www.msnbc.msn.com/; Elena Duque. (2009). **El porno ha salido de su rincón**. España, Unión Europea.: *AmecoPress*. Información consultada el 23 de diciembre de 2010, de http://www.amecopress.net/.

cxlix**Samanta Villar vuelve al mundo del porno de la mano del actor español Marco Banderas**. (2010). Madrid, España.: *20minutos*. Recuperado el 31 de diciembre de 2010, de http://www.20minutos.es/.

cl**Las mujeres también se interesan por el turismo sexual**. (2010). España, Unión Europea. *La Información*. Información consultada el 31 de diciembre de 2010, de http://noticias.lainformacion.com/. Léase, además: **Llegan los burdeles y prostitutos sólo para mujeres**. (2006). Madrid, España.: *El País*. Consultado el 29 de diciembre de 2010, de http://www.elpais.com/.

cli**Llegan los burdeles y prostitutos sólo para mujeres**. (2006). Madrid, España.: *El País*. Consultado el 29 de diciembre de 2010, de http://www.elpais.com/.

cliiJeniffer Vega. (2010). **Las hormonas femeninas ayudan a perfeccionar los vinos**. Santiago, Chile.: *Empresa Periodística La Nación*. Información consultada el 30 de diciembre de 2010, de http://www.lanacion.cl/. Léase, además: Cobos, M. (2007). **Las enólogas con nariz son mejores conocedoras del vino**. España, Unión Europea.: *AmecoPress*. Información consultada el 23 de diciembre de 2010, de http://www.amecopress.net/.

cliiiJeniffer Vega. (2010). **Las hormonas femeninas ayudan a perfeccionar los vinos**. Santiago, Chile.: Empresa Periodística *La Nación*. Información consultada el 30 de diciembre de 2010, de http://www.lanacion.cl/.

clivJeniffer Vega. (2010). **Las hormonas femeninas ayudan a perfeccionar los vinos**. Santiago, Chile.: Empresa Periodística *La Nación*. Información consultada el 30 de diciembre de 2010, de http://www.lanacion.cl/.

clvMontañez, A. (2010). **Las mujeres son más fieles a una marca**. *Universidad Central, Conexión Central*. Información consultada el 11 de enero de 2011, de http://www.conexioncentral.com/blog/.

clviMontañez, A. (2010). **Las mujeres son más fieles a una marca**. *Universidad Central, Conexión Central*. Información consultada el 11 de enero de 2011, de http://www.conexioncentral.com/blog/.

clviiRaúl Morales. **Las mujeres están más dotadas para negociar**. (2008). España, Unión Europea.: *Revista Tendencias 21*. Información consultada el 31 de diciembre de 2010, de http://www.tendencias21.net/.

clviiiVéanse los hallazgos de un estudio realizado por investigadores de la Universidad de Tel Aviv, según discutidos en: Raúl Morales. **Las mujeres están más dotadas para negociar**. (2008). España, Unión Europea.: *Revista Tendencias 21*. Información consultada el 31 de diciembre de 2010, de http://www.tendencias21.net/.

clix**Consumismo no significa felicidad**. (2004, 9 de enero). *British Broadcasting Corporation (BBC)*. Londres, Reino Unido. Recuperado el 30 de diciembre de 2007, de http://news.bbc.co.uk/hi/spanish/news/.

clxVéase la tesis del Papa Benedicto XVI, según explicada en: **El Papa ataca el consumo popular**. (2008, 17 de julio). *British Broadcasting Corporation (BBC)*. Londres, Reino Unido. Recuperado el 30 de diciembre de 2008, de http://news.bbc.co.uk/hi/spanish/news/.

clxiFufi Santori. (2010). **El consumo conspicuo**. Guaynabo, Puerto Rico.: *El Nuevo Día*. [Versión electrónica].

clxii**Consumismo no significa felicidad**. (2004, 9 de enero). *British Broadcasting Corporation (BBC)*. Londres, Reino Unido. Recuperado el 30 de diciembre de 2007, de http://news.bbc.co.uk/hi/spanish/news/.

clxiiiFufi Santori. (2010). **El consumo conspicuo**. Guaynabo, Puerto Rico.: *El Nuevo Día*. [Versión electrónica].

clxivJessica Yu & Susan West. (2003). **In the realms of the unreal: the mystery of Henry Darger**. Los Angeles, CA.: *Diorama Films*. [Documental].

clxvÁngel Cintrón Opio. **La falsa felicidad**. (2006, 29 de diciembre). Guaynabo, Puerto Rico.: *El Nuevo Día*. Recuperado el 31 de diciembre de 2006, de http://www.adendi.com/.

clxviCarmen Dolores Hernández. **La cultura del despilfarro**. (2008, 24 de mayo). *El Nuevo Día*. Guaynabo, Puerto Rico. [Versión electrónica].

clxviiIleana Delgado Castro. **Belleza de bisturí**. (2006, 28 de mayo). Guaynabo, Puerto Rico.: *El Nuevo Día*. Recuperado el 28 de mayo de 2006, de http://www.endi.com/.

clxviiiMadison Park. **Las cirugías plásticas para verse como famosos preocupan a especialistas**. (2010). México, Latinoamérica.: *CNN México*. Información consultada el 27 de diciembre de 2010, de http://mexico.cnn.com/.

clxix**La vigencia de los concursos de belleza**. (2010, agosto). Londres, Reino Unido.: *British Broadcasting Corporation (BBC)*. Recuperado el 30 de diciembre de 2010, de http://news.bbc.co.uk/hi/spanish/news/.

clxxIleana Delgado Castro. **Belleza de bisturí**. (2006, 28 de mayo). Guaynabo, Puerto Rico.: *El Nuevo Día*. Recuperado el 28 de mayo de 2006, de http://www.endi.com/.

clxxiAhora bien, es justo señalar que ese estudio únicamente refleja el pensamiento de las mujeres estadounidenses. Véase más información en: **Un escáner demuestra que a todas las mujeres les preocupa estar gordas**. (2010). España, Unión Europea.: *Revista Tendencias 21*. Información consultada el 31 de diciembre de 2010, de http://www.tendencias21.net/.

clxxiiSara M. Justicia Doll. (2005). **Se deprimen más las mujeres**. Guaynabo, Puerto Rico.: *Primera Hora*. [Versión electrónica]. Léase, además: Hilario, C. S. (2005, 25 de octubre). **Depresión: realidad a cualquier edad**. Guaynabo, Puerto Rico.: *Primera Hora*. Recuperado el 25 de octubre de 2005, de http://www.primerahora.com/; **Depresión: la enfermedad silenciosa**. (2005). Argentina, Latinoamérica.: *Red Metropolitana de Salud Mental*. Información consultada el 30 de diciembre de 2010, de http://www.redsaludmental.com/quienes.html.

clxxiiiSara M. Justicia Doll. (2005). **Se deprimen más las mujeres**. Guaynabo, Puerto Rico.: *Primera Hora*. [Versión electrónica]. Léase, además: **La tensión matrimonial eleva el riesgo de síndrome metabólico y depresión en las mujeres, según un estudio**. (2009). España, Unión Europea.: *Psiquiatría*. Información consultada el 12 de diciembre de 2010, de http://www.psiquiatria.com/noticias/depresion/diagnostico47/40866/; **La depresión hace a los trabajadores menos productivos**. (2010, enero). Guaynabo, Puerto Rico.: *Primera Hora*. [Versión electrónica]; Lyness, D. (2005, septiembre). **Depresión**. Wilmington, DE.: *The Nemours Foundation,TeensHealth*. Información consultada el 30 de diciembre de 2010, de http://kidshealth.org/.

clxxivSara M. Justicia Doll. (2005). **Se deprimen más las mujeres**. Guaynabo, Puerto Rico.: *Primera Hora*. [Versión electrónica]. Léase, además: Aurora Rivera. **Conozca más sobre esta condición**. (2006,16 de junio). Guaynabo, Puerto Rico.: *El Nuevo Día*. Recuperado el 16 de junio de 2006, de http://www.endi.com/.

clxxvMichelle Roberts. **Los hombres son el sexo débil**. (2010, noviembre). Londres, Reino Unido.: *British Broadcasting Corporation (BBC)*. Recuperado el 30 de diciembre de 2010, de http://news.bbc.co.uk/hi/spanish/news/.

clxxvi(Énfasis nuestro). Vivian Rodríguez del Toro. **Sobre las mujeres y la salud mental.** (2006, 16 de marzo). Guaynabo, Puerto Rico.: *El Nuevo Día*. Recuperado el 16 de marzo de 2006, de http://www.endi.com/.

clxxviiSara M. Justicia Doll. (2005). **Se deprimen más las mujeres.** Guaynabo, Puerto Rico.: *Primera Hora*. [Versión electrónica]. Léase, además: Hilario, C. S. (2005, 25 de octubre). **Depresión: realidad a cualquier edad.** Guaynabo, Puerto Rico.: *Primera Hora*. Recuperado el 25 de octubre de 2005, de http://www.primerahora.com/; **Depresión: la enfermedad silenciosa.** (2005). Argentina, Latinoamérica.: *Red Metropolitana de Salud Mental.* Información consultada el 30 de diciembre de 2010, de http://www.redsaludmental.com/quienes.html; Ricardo Cortés Chico. **Insiste en suicidarse: arrepentida y consciente de su acto madre que mató a su niño.** (2008, 16 de febrero). *El Nuevo Día*. Guaynabo, Puerto Rico. [Versión electrónica]; Juan Antonio Sanz. **Princesa Masako viaja a Holanda para curarse de depresión.** (2006, 17 de agosto). Guaynabo, Puerto Rico.: *Primera Hora*. Recuperado el 17 de agosto de 2006, de http://www.primerahora.com/; **La tensión matrimonial eleva el riesgo de síndrome metabólico y depresión en las mujeres, según un estudio.** (2009). España, Unión Europea.: *Psiquiatría*. Información consultada el 12 de diciembre de 2010, de http://www.psiquiatria.com/noticias/depresion/diagnostico47/40866/; **Ellos son más felices que ellas a partir de los 48 años.** (2008). Madrid, España.: *Europa Press*. Recuperado el 30 de diciembre de 2010, de http://www.europapress.es/.

clxxviiiSara M. Justicia Doll. (2005). **Se deprimen más las mujeres.** Guaynabo, Puerto Rico.: *Primera Hora*. [Versión electrónica]. Léase, además: **Las mujeres son más ansiosas que los hombres.** (2009). Argentina, Latinoamérica.: *Sin Mordaza*. Información consultada el 12 de diciembre de 2010, de http://www.sinmordaza.com/.

clxxixGloria Ruiz Kuilan. **Caer en el extremo empeorará la situación: el trastorno de ansiedad repercute en las distintas áreas de su vida.** (2009, octubre). Guaynabo, Puerto Rico.: *El Nuevo Día*. Recuperado el 30 de diciembre de 2009, de http://www.elnuevodia.com/. Léase, además: **Cada vez más paranoicos.** (2008, 22 de octubre). *British Broadcasting Corporation (BBC)*. Londres, Reino Unido. Recuperado el 30 de diciembre de 2008, de http://news.bbc.co.uk/hi/spanish/news/; Claudia S. Hilario García. **El hospital y la salud mental.** (2006, 16 de octubre). Guaynabo, Puerto Rico.: *Primera Hora*. Recuperado el 19 de octubre de 2006, de http://www.primerahora.com/.

clxxxClaudia S. Hilario García. **El hospital y la salud mental.** (2006, 16 de octubre). Guaynabo, Puerto Rico.: *Primera Hora*. Recuperado el 19 de octubre de 2006, de http://www.primerahora.com/.

clxxxiGloria Ruiz Kuilan. **Caer en el extremo empeorará la situación: el trastorno de ansiedad repercute en las distintas áreas de su vida.** (2009, octubre). Guaynabo, Puerto Rico.: *El Nuevo Día*. Recuperado el 30 de diciembre de 2009, de http://www.elnuevodia.com/. Léase, además: **Eres una histérica.** (2010, julio). Guaynabo, Puerto Rico.: *El Nuevo Día*. [Versión electrónica].

clxxxiiGloria Ruiz Kuilan. **Caer en el extremo empeorará la situación: el trastorno de ansiedad repercute en las distintas áreas de su vida.** (2009, octubre). Guaynabo, Puerto Rico.: *El Nuevo Día*. Recuperado el 30 de diciembre de 2009, de http://www.elnuevodia.com/. Léase, además: Claudia S. Hilario García. **El hospital y la salud mental.** (2006, 16 de octubre). Guaynabo, Puerto Rico.: *Primera Hora*. Recuperado el 19 de octubre de 2006, de http://www.primerahora.com/.

clxxxiii**La tensión matrimonial eleva el riesgo de síndrome metabólico y depresión en las mujeres, según un estudio.** (2009). España, Unión Europea.: *Psiquiatría*. Información consultada el 12 de diciembre de 2010, de http://www.psiquiatria.com/noticias/depresion/diagnostico47/40866/.

clxxxivLa tensión matrimonial eleva el riesgo de síndrome metabólico y depresión en las mujeres, según un estudio. (2009). España, Unión Europea.: *Psiquiatría.* Información consultada el 12 de diciembre de 2010, de http://www.psiquiatria.com/noticias/depresion/diagnostico47/40866/. Léase, además: **Las mujeres tienen más predisposición que los hombres a padecer enfermedades mentales como depresión y ansiedad en situaciones de crisis.** (2010). España, Unión Europea.: *Psiquiatria.com.* Información consultada el 12 de diciembre de 2010, de http://www.psiquiatria.com/noticias/depresion/epidemiologia120/40749/; **Las mujeres son más ansiosas que los hombres.** (2009). Argentina, Latinoamérica.: *Sin Mordaza.* Información consultada el 12 de diciembre de 2010, de http://www.sinmordaza.com/.

clxxxvLas mujeres son más ansiosas que los hombres. (2009). Argentina, Latinoamérica.: *Sin Mordaza.* Información consultada el 12 de diciembre de 2010, de http://www.sinmordaza.com/.

clxxxviColette Bouchez. (2003, 22 de mayo). **La mujer es el sexo fuerte: toleran mejor el dolor que los hombres.** *Con Salud.* Consultado el 22 de mayo de 2003, de http://salud.consalud.com/skins/endi/bridge_cs.asp?newsid=5770.

clxxxviiStephanie Jiménez Torres. **El estrés nuestro de cada día.** (2008, 15 de octubre). *El Nuevo Día.* Guaynabo, Puerto Rico. Recuperado el 31 de diciembre de 2008, de http://www.elnuevodia.com/. Léase, además: **Clave el control para atacar el estrés.** (2007, 11 de febrero). Guaynabo, Puerto Rico.: *El Nuevo Día.* Recuperado el 28 de febrero de 2007, de http://www.adendi.com/.

clxxxviiiStephanie Jiménez Torres. **El estrés nuestro de cada día.** (2008, 15 de octubre). *El Nuevo Día.* Guaynabo, Puerto Rico. Recuperado el 31 de diciembre de 2008, de http://www.elnuevodia.com/. Léase, además: Cecilia Guzmán. **Comer disminuye el estrés: conoce la explicación científica.** (2010, noviembre). Guaynabo, Puerto Rico.: *El Nuevo Día.* [Versión electrónica].

clxxxixStephanie Jiménez Torres. **El estrés nuestro de cada día.** (2008, 15 de octubre). *El Nuevo Día.* Guaynabo, Puerto Rico. Recuperado el 31 de diciembre de 2008, de http://www.elnuevodia.com/. Léase, además: Lizelle Arzuaga. **¡Necesito paz!** (2006, 6 de junio). Guaynabo, Puerto Rico.: *El Nuevo Día.* Recuperado el 6 de junio de 2006, de http://www.endi.com/; Lizelle Arzuaga, **'Inhala paz y exhala ansiedad'.** (2006, 29 de mayo). Guaynabo, Puerto Rico.: *El Nuevo Día.* Recuperado el 29 de mayo de 2006, de http://www.endi.com/; Cecilia Guzmán. **Comer disminuye el estrés: conoce la explicación científica.** (2010, noviembre). Guaynabo, Puerto Rico.: *El Nuevo Día.* [Versión electrónica].

cxcStephanie Jiménez Torres. **El estrés nuestro de cada día.** (2008, 15 de octubre). *El Nuevo Día.* Guaynabo, Puerto Rico. Recuperado el 31 de diciembre de 2008, de http://www.elnuevodia.com/. Léase, además: **El estrés afecta más a las mujeres.** (2010). España, Unión Europea.: *Vivir Salud.* Información consultada el 11 de septiembre de 2010, de http://www.vivirsalud.com/2010/06/15/el-estres-afecta-mas-a-las-mujeres/; Elena Sanz. (2010). **Las mujeres son más sensibles al estrés que los hombres.** *Revista Muy Interesante, GyJ España Ediciones.* Madrid, España. Información consultada el 12 de diciembre de 2010, de http://www.muyinteresante.es/.

cxciEl estrés afecta más a las mujeres. (2010). España, Unión Europea.: *Vivir Salud.* Información consultada el 11 de septiembre de 2010, de http://www.vivirsalud.com/2010/06/15/el-estres-afecta-mas-a-las-mujeres/. Léase, además: Elena Sanz. (2010). **Las mujeres son más sensibles al estrés que los hombres.** *Revista Muy Interesante, GyJ España Ediciones.* Madrid, España. Información consultada el 12 de diciembre de 2010, de http://www.muyinteresante.es/.

cxciiVéanse los hallazgos de un estudio que fue publicado en la revista Molecular Psychiatry, en: Elena Sanz. (2010). **Las mujeres son más sensibles al estrés que los hombres**. *Revista Muy Interesante, GyJ España Ediciones*. Madrid, España. Información consultada el 12 de diciembre de 2010, de http://www.muyinteresante.es/. Léase, además: **El estrés afecta más a las mujeres**. (2010). España, Unión Europea.: *Vivir Salud*. Información consultada el 11 de septiembre de 2010, de http://www.vivirsalud.com/2010/06/15/el-estres-afecta-mas-a-las-mujeres/.

cxciiiShelmar Vásquez Sween. (2005). **El peso de ser hombre**. Hato Pintado Panamá, República de Panamá.: *Corporación La Prensa*. Información consultada el 11 de septiembre de 2011, de http://mensual.prensa.com/.

cxcivShelmar Vásquez Sween. (2005). **El peso de ser hombre**. Hato Pintado Panamá, República de Panamá.: *Corporación La Prensa*. Información consultada el 11 de septiembre de 2010, de http://mensual.prensa.com/.

cxcvShelmar Vásquez Sween. (2005). **El peso de ser hombre**. Hato Pintado Panamá, República de Panamá.: *Corporación La Prensa*. Información consultada el 11 de septiembre de 2010, de http://mensual.prensa.com/. Léase, además: Raúl Morales. **Las mujeres están más dotadas para negociar**. (2008). España, Unión Europea.: *Revista Tendencias 21*. Información consultada el 31 de diciembre de 2010, de http://www.tendencias21.net/.

cxcviRaquel San Martín. (2005). **Las mujeres son mejores alumnas que los varones**. Buenos Aires, Argentina.: *La Nación*. Consultado el 31 de diciembre de 2009, de http://www.lanacion.com.ar/; **Mujeres, con mayor participación laboral**. (2010). México, Latinoamérica.: *CNN México*. Información consultada el 27 de diciembre de 2010, de http://mexico.cnn.com/; Yaritza Santiago Caraballo. **Mujeres toman las riendas en el mundo de los negocios**. (2006, 16 de mayo). Guaynabo, Puerto Rico.: *El Nuevo Día*. Recuperado el 16 de mayo de 2006, de http://www.endi.com/.

cxcviiVéase la tesis del profesor Carlos Marquis, sociólogo e investigador del Conicet, según se explica en: Raquel San Martín. (2005). **Las mujeres son mejores alumnas que los varones**. Buenos Aires, Argentina.: *La Nación*. Consultado el 31 de diciembre de 2009, de http://www.lanacion.com.ar/. Léase, además: **Pocas mujeres en la gerencia**. (2006, 6 de marzo). Guaynabo, Puerto Rico.: *El Nuevo Día*. Recuperado el 6 de marzo de 2006, de http://www.endi.com/; Daniel Rivera Vargas. **Comisionada con sed por los estudios**. (2003, 4 de mayo). Guaynabo, Puerto Rico.: *El Nuevo Día*. Recuperado el 30 de mayo de 2006, de http://www.adendi.com/.

cxcviiiDavid Navarro. **Mujer bonita, mujer poderosa**. (2010). México, Latinoamérica.: *CNN México*. Información consultada el 27 de diciembre de 2010, de http://mexico.cnn.com/. Léase, además: Raúl Morales. **Las mujeres están más dotadas para negociar**. (2008). España, Unión Europea.: *Revista Tendencias 21*. Información consultada el 31 de diciembre de 2010, de http://www.tendencias21.net/.

cxcixYaiza Martínez. (2009). **Las mujeres tienen más pesadillas que los hombres**. España, Unión Europea.: *Revista Tendencias 21*. Información consultada el 31 de diciembre de 2010, de http://www.tendencias21.net/.

ccLa obsesión por su belleza vs. los daños cosméticos. (2009). España, Unión Europea.: *Ideas de Belleza*. Información consultada el 11 de diciembre de 2010, de http://www.ideasdebelleza.es/.

cciVéase lo dicho por la Dra. María Elisa Santana, psicóloga social y profesora de la Universidad Sagrado Corazón de Puerto Rico, en: Ileana Delgado Castro. **Belleza de bisturí**. (2006, 28 de mayo). Guaynabo, Puerto Rico.: *El Nuevo Día*. Recuperado el 28 de mayo de 2006, de http://www.endi.com/.

^{ccii}Ileana Delgado Castro. **Belleza de bisturí**. (2006, 28 de mayo). Guaynabo, Puerto Rico.: *El Nuevo Día*. Recuperado el 28 de mayo de 2006, de http://www.endi.com/. Léase, además: **Los hombres italianos son unos 'maniáticos' de la belleza**. (2009). Uruguay, Latinoamérica.: *La República*. Información consultada el 11 de diciembre de 2010, de http://www.larepublica.com.uy/.

^{cciii}**Los hombres italianos son unos 'maniáticos' de la belleza**. (2009). Uruguay, Latinoamérica.: *La República*. Información consultada el 11 de diciembre de 2010, de http://www.larepublica.com.uy/.

^{cciv}Cynthia López Cabán. (2004). **Estereotipo de otra masculinidad**. Guaynabo, Puerto Rico.: *El Nuevo Día*. [Versión electrónica]. Léase, además: Nillyredt Orjuela. (2010). **Metrosexual: una nueva tendencia masculina que invade a Colombia y el mundo**. Bogota, Colombia.: *Corporación Universitaria Minuto de Dios*. Información consultada el 11 de diciembre de 2010, de http://recorridos.uniminuto.edu/.

^{ccv}Cynthia López Cabán. (2004). **Estereotipo de otra masculinidad**. Guaynabo, Puerto Rico.: *El Nuevo Día*. [Versión electrónica]. Léase, además: **Los hombres italianos son unos 'maniáticos' de la belleza**. (2009). Uruguay, Latinoamérica.: *La República*. Información consultada el 11 de diciembre de 2010, de http://www.larepublica.com.uy/; **A las mujeres les gustan más los metrosexuales**. (2007). Argentina, Latinoamérica.: *Minutouno*. Información consultada el 12 de diciembre de 2010, de http://www.minutouno.com.ar/.

^{ccvi}Nillyredt Orjuela. (2010). **Metrosexual: una nueva tendencia masculina que invade a Colombia y el mundo**. Bogotá, Colombia.: *Corporación Universitaria Minuto de Dios*. Información consultada el 11 de diciembre de 2010, de http://recorridos.uniminuto.edu/.

^{ccvii}Cynthia López Cabán. (2004). **Estereotipo de otra masculinidad**. Guaynabo, Puerto Rico.: *El Nuevo Día*. [Versión electrónica]. Léase, además: **Los hombres italianos son unos 'maniáticos' de la belleza**. (2009). Uruguay, Latinoamérica.: *La República*. Información consultada el 11 de diciembre de 2010, de http://www.larepublica.com.uy/.

^{ccviii}**A las mujeres les gustan más los metrosexuales**. (2007). Argentina, Latinoamérica.: *Minutouno*. Información consultada el 12 de diciembre de 2010, de http://www.minutouno.com.ar/.

^{ccix}Ileana Delgado Castro. **Belleza de bisturí**. (2006, 28 de mayo). Guaynabo, Puerto Rico.: *El Nuevo Día*. Recuperado el 28 de mayo de 2006, de http://www.endi.com/.

^{ccx}David Navarro. **Mujer bonita, mujer poderosa**. (2010). México, Latinoamérica.: *CNN México*. Información consultada el 27 de diciembre de 2010, de http://mexico.cnn.com/. Léase, además: **El éxito lo debe a su busto**. (2010, julio). Guaynabo, Puerto Rico.: *El Nuevo Día*. [Versión electrónica]; Julio Fontanet. **Con UU tampoco hay paraíso**. (2007, 5 de octubre). Guaynabo, Puerto Rico.: *El Nuevo Día*. [Versión electrónica].

^{ccxi}**Los hombres piensan tres veces más en el sexo que las mujeres**. (2010). Madrid, España.: *Noticias Terra*. Recuperado el 30 de diciembre de 2010, de http://www.terra.com/noticias/.

^{ccxii}Sobre esto, véanse los hallazgos de un estudio realizado por investigadores de la Universidad Estatal de Florida, según se explican en: **El aroma femenino en la ovulación sube niveles de testosterona en hombres**. (2010). Homestead, FL.: *Informe21*. Información consultada el 31 de diciembre de 2010, http://informe21.com/.

^{ccxiii}**Los hombres viven menos que las mujeres, pero son sexualmente activos durante más tiempo**. (2010). España, Unión Europea.: *Revista Tendencias 21*. Información consultada el 31 de diciembre de 2010, de http://www.tendencias21.net/. Léase, además:

Ashley Fantz. (2010). **Los hombres sanos tienen deseo sexual por más años que las mujeres**. México, Latinoamérica.: *CNN México*. Información consultada el 15 de diciembre de 2010, de http://mexico.cnn.com/.

[ccxiv]**Mujeres de edad prefieren a los hombres jóvenes, revela estudio**. (2010). Madrid, España.: *Noticias Terra*. Recuperado el 30 de diciembre de 2010, de http://www.terra.com/noticias/.

[ccxv]**El hombre, vulnerable ante una mujer atractiva**. (2007). España, Unión Europea.: *Innata*. Información consultada el 11 de septiembre de 2010, de http://www.innatia.com/.

[ccxvi]**El hombre, vulnerable ante una mujer atractiva**. (2007). España, Unión Europea.: *Innata*. Información consultada el 11 de septiembre de 2010, de http://www.innatia.com/.

[ccxvii]**¿Por qué las mujeres atractivas hacen que los hombres tomen más riesgos?** (2010). Homestead, FL.: *Informe21*. Información consultada el 31 de diciembre de 2010, http://informe21.com/.

[ccxviii]**El hombre, vulnerable ante una mujer atractiva**. (2007). España, Unión Europea.: *Innata*. Información consultada el 11 de septiembre de 2010, de http://www.innatia.com/; **¿Por qué las mujeres atractivas hacen que los hombres tomen más riesgos?** (2010). Homestead, FL.: *Informe21*. Información consultada el 31 de diciembre de 2010, http://informe21.com/.

[ccxix]**'La infidelidad es inevitable'**. (2009, noviembre). Guaynabo, Puerto Rico.: *El Nuevo Día*. Recuperado el 30 de diciembre de 2009, de http://www.elnuevodia.com/; **En Gran Bretaña, ellos quieren más sexo y ellas son más infieles**. (2006). Madrid, España.: *20minutos*. Recuperado el 31 de diciembre de 2010, de http://www.20minutos.es/; Nydia Bauzá. **67 % se divorcia**. (2009, febrero). *Primera Hora*. Guaynabo, Puerto Rico. [Versión electrónica]; **Día D...por divorcio en el Reino Unido**. (2008, 7 de enero). *British Broadcasting Corporation (BBC)*. Londres, Reino Unido. Recuperado el 30 de diciembre de 2008, de http://news.bbc.co.uk/hi/spanish/news/.

[ccxx]**Los hombres piensan tres veces más en el sexo que las mujeres**. (2010). Madrid, España.: *Noticias Terra*. Recuperado el 30 de diciembre de 2010, de http://www.terra.com/noticias/. Léase, además: **El hombre, vulnerable ante una mujer atractiva**. (2007). España, Unión Europea.: *Innata*. Información consultada el 11 de septiembre de 2010, de http://www.innatia.com/noticias-c-cosmetica-belleza/a-hombre-mujer-atractiva-10088.html.

[ccxxi]**Los hombres viven menos que las mujeres, pero son sexualmente activos durante más tiempo**. (2010). España, Unión Europea.: *Revista Tendencias 21*. Información consultada el 31 de diciembre de 2010, de http://www.tendencias21.net/.

[ccxxii]**No quieren las mujeres sexo de una noche**. (2008). Madrid, España.: *Noticias Terra*. Recuperado el 30 de diciembre de 2010, de http://www.terra.com/noticias/.

[ccxxiii]Véanse los hallazgos de un estudio realizado por el Laboratorio Bayer, según discutidos en: **Las mujeres latinas son las más fogosas del mundo, según estudio con mayores de 40 años**. (2006). Bogotá, Colombia.: *El Tiempo*. Información consultada el 11 de noviembre de 2010, de http://www.eltiempo.com/archivo/documento/CMS-3368225; **6 de cada 10 mujeres han deseado una mejor vida sexual**. (2006). México, D.F.: *Noticieros Televisa*. Información consultada el 28 de diciembre de 2010, de http://www2.esmas.com/escribenos.php.

[ccxxiv]Luis Landeira. (2008). **Sueños húmedos**. Madrid, España.: *Diario ADN*. Información consultada el 30 de diciembre de 2010, de http://www.adn.es/. Léase, además: **Sueños**

Ismael Leandry Vega　　　　　　　　　　　　　　　　　　　**215**

eróticos femeninos. (2010). México, D.F.: *Noticieros Televisa*. Información consultada el 31 de diciembre de 2010, de http://www2.esmas.com/escribenos.php.

[ccxxv]Luis Landeira. (2008). **Sueños húmedos**. Madrid, España.: *Diario ADN*. Información consultada el 30 de diciembre de 2010, de http://www.adn.es/. Léase, además: **¿Piensan más en el sexo las mujeres que los hombres?** (2006). Madrid, España.: *20minutos*. Recuperado el 31 de diciembre de 2010, de http://www.20minutos.es/; **Las mujeres tienen más sueños húmedos que los hombres**. (2010). Madrid, España.: *Noticias Terra*. Recuperado el 30 de diciembre de 2010, de http://www.terra.com/noticias/.

[ccxxvi]**No quieren las mujeres sexo de una noche**. (2008). Madrid, España.: *Noticias Terra*. Recuperado el 30 de diciembre de 2010, de http://www.terra.com/noticias/; Elizabeth Landau. **Las mujeres compran ropa más sexy durante sus días fértiles**. (2010). México, Latinoamérica.: *CNN México*. Información consultada el 27 de diciembre de 2010, de http://mexico.cnn.com/; **Las mujeres tienen más sueños húmedos que los hombres**. (2010). Madrid, España.: *Noticias Terra*. Recuperado el 30 de diciembre de 2010, de http://www.terra.com/noticias/.

[ccxxvii]No dejen de ver los hallazgos de un estudio realizado por investigadores de la Universidad de Minnesota, ubicada en los Estados Unidos de América, en donde claramente explican lo aquí señalado. Véase: Elizabeth Landau. **Las mujeres compran ropa más sexy durante sus días fértiles**. (2010). México, Latinoamérica.: *CNN México*. Información consultada el 27 de diciembre de 2010, de http://mexico.cnn.com/.

[ccxxviii]**¿Piensan más en el sexo las mujeres que los hombres?** (2006). Madrid, España.: *20minutos*. Recuperado el 31 de diciembre de 2010, de http://www.20minutos.es/.

[ccxxix]**Mujeres contra la Web: la acusan de empobrecer su vida sexual**. (2010). Argentina, Latinoamérica.: *Entre Mujeres*. Información consultada el 11 de diciembre de 2010, de http://www.entremujeres.com/;**6 de cada 10 mujeres han deseado una mejor vida sexual**. (2006). México, D.F.: *Noticieros Televisa*. Información consultada el 28 de diciembre de 2010, de http://www2.esmas.com/escribenos.php.

[ccxxx]Stephanie Chen. **Las mujeres se casan con hombres con menos dinero y preparación académica**. (2010). México, Latinoamérica.: *CNN México*. Información consultada el 27 de diciembre de 2010, de http://mexico.cnn.com/. Léase, además: **Women more attracted to men in expensive cars**. (2009). Reino Unido, Unión Europea.: *Telegraph Media Group*. Información consultada el 11 de septiembre de 2010, de http://www.telegraph.co.uk/.

[ccxxxi]**Mujeres tienen más orgasmos con hombres ricos, según un estudio**. (2010). *Entregirls*. Información consultada el 25 de julio de 2011, de http://www.entregirls.com/mujeres-tienen-mas-orgasmos-con-hombres-ricos-segun-un-estudio/; **Entre más dinero tengan los hombres mejor calidad de orgasmos**. (2010). Madrid, España.: *Noticias Terra*. Recuperado el 30 de diciembre de 2010, de http://www.terra.com/noticias/. Léase, además: **Maripily fue la que empujó a Roberto Alomar según la Policía**. (2010, agosto). Guaynabo, Puerto Rico.: *Primera Hora*. [Versión electrónica]; **Cinco razones erróneas para elegir a una pareja**. (2010, agosto). Guaynabo, Puerto Rico.: *El Nuevo Día*. [Versión electrónica]; Cynthia López Cabán. **Así se ama en el Olimpo**. (2008, 12 de marzo). *El Nuevo Día*. Guaynabo, Puerto Rico. [Versión electrónica]; Lowri Turner. (2008). **Rise of the gold-digger: the young women who shamelessly pursue older men for their money**. Reino Unido, Unión Europea.: *Daily Mail*. Información consultada el 11 de septiembre de 2010, de http://www.dailymail.co.uk/; Lucy Bulmer. (2007). **Confessions of a gold digger**. Reino Unido, Unión Europea.: *The Independet*. Información consultada el 11 de septiembre de 2010, de http://www.independent.co.uk/; Mike Fish. (2010). **El drama de un ex ligamayorista**. California, EEUU.: *ESPN Deportes*. Información consultada el 11 de enero

de 2011, de http://espndeportes.espn.go.com/; **Women more attracted to men in expensive cars**. (2009). Reino Unido, Unión Europea.: *Telegraph Media Group*. Información consultada el 11 de septiembre de 2010, de http://www.telegraph.co.uk/.

ccxxxii**Women more attracted to men in expensive cars**. (2009). Reino Unido, Unión Europea.: *Telegraph Media Group*. Información consultada el 11 de septiembre de 2010, de http://www.telegraph.co.uk/.

ccxxxiii**Orgasmo**. (2009). *Pensamiento Emocional*. Información consultada el 11 de julio de 2010, de http://www.somosinternet.com/orgasmo/. Léase, además: **Los hombres no satisfacen a las mujeres tanto como piensan**. (2010). *Antena3*. Información consultada el 11 de diciembre de 2010, de http://www.antena3.com/; Boeree, C. D. (s. f.). **Sexualidad I: la conducta sexual**. Shippensburg, Pennsylvania.: *Universidad de Shippensburg*. Información consultada el 30 de junio de 2010, de http://webspace.ship.edu/cgboer/genesp/conducta_sexual.html.

ccxxxiv(Énfasis nuestro). **Mujeres tienen más orgasmos con hombres ricos, según un estudio**. (2010). *Entregirls*. Información consultada el 25 de julio de 2011, de http://www.entregirls.com/mujeres-tienen-mas-orgasmos-con-hombres-ricos-segun-un-estudio/. Léase, además: **Entre más dinero tengan los hombres mejor calidad de orgasmos**. (2010). Madrid, España.: *Noticias Terra*. Recuperado el 30 de diciembre de 2010, de http://www.terra.com/noticias/.

ccxxxvMike Fish. (2010). **El drama de un ex ligamayorista**. California, EEUU.: *ESPN Deportes*. Información consultada el 11 de enero de 2011, de http://espndeportes.espn.go.com/; Ana Pitarch. (2008) **¿Amor verdadero o puro interés? Las cazafortunas más espabiladas**. *Nosotras*. Información consultada el 11 de enero de 2011, de http://www.nosotras.com/; Lucy Bulmer. (2007). **Confessions of a gold digger**. Reino Unido, Unión Europea.: *The Independet*. Información consultada el 11 de septiembre de 2010, de http://www.independent.co.uk/; Lowri Turner. (2008). **Rise of the gold-digger: the young women who shamelessly pursue older men for their money**. Reino Unido, Unión Europea.: *Daily Mail*. Información consultada el 11 de septiembre de 2010, de http://www.dailymail.co.uk/femail/article-1026116/Rise-gold-digger-The-young-women-shamelessly-pursue-older-men-money.html; **Women more attracted to men in expensive cars**. (2009). Reino Unido, Unión Europea.: *Telegraph Media Group*. Información consultada el 11 de septiembre de 2010, de http://www.telegraph.co.uk/.

ccxxxviAna Pitarch. (2008) **¿Amor verdadero o puro interés? Las cazafortunas más espabiladas**. *Nosotras*. Información consultada el 11 de enero de 2011, de http://www.nosotras.com/; Lucy Bulmer. (2007). **Confessions of a gold digger**. Reino Unido, Unión Europea.: *The Independet*. Información consultada el 11 de septiembre de 2010, de http://www.independent.co.uk/news/uk/this-britain/confessions-of-a-gold-digger-454922.html; Nancy Dillon. (2010). **Anna Nicole Smith's estate will receive none of $1.6M left by late hubby J. Howard Marshall**. New York, EEUU.: *NY Dailynews*. Información consultada el 11 de diciembre de 2010, de http://www.nydailynews.com/.

ccxxxvii**Las personas inteligentes mienten con más facilidad**. (2009, octubre). Guaynabo, Puerto Rico.: *El Nuevo Día*. Recuperado el 30 de diciembre de 2009, de http://www.elnuevodia.com/. Léase, además: Alvarado, V. (2005, 1 de mayo). **De la mala fe a la conciencia cínica**. *Revista de Filosofía de la Universidad de Costa Rica. San Francisco, CA.: Article Archives, AllBusiness.com*. Información consultada el 31 de diciembre de 2009, de http://www.articlearchives.com/; Marian González. **Y otra vez esos terroristas**. (2007, 2 de diciembre). *El Nuevo Día*. Guaynabo, Puerto Rico. [Versión electrónica].

ccxxxviiiJuan Yesnik. (2010). **Las mentiras del sexo**. Argentina, Latinoamérica.: *Revista Ohlala*. Información consultada el 11 de diciembre de 2010, de http://www.revistaohlala.com/1322826. Léase, además: **Las mujeres son igual o más infieles que los hombres confirma estudio en Panamá**. (2010). Homestead, FL.: Informe21. Información consultada el 11 de diciembre de 2010, http://informe21.com/.

ccxxxix**'La infidelidad es inevitable'**. (2009, noviembre). Guaynabo, Puerto Rico.: *El Nuevo Día*. Recuperado el 30 de diciembre de 2009, de http://www.elnuevodia.com/. Léase, además: **¿Quiénes son infieles?** (2005, 31 de octubre). Guaynabo, Puerto Rico. *El Nuevo Día*. Recuperado el 31 de octubre de 2005, de http://www.endi.com/; Libni Sanjurjo Meléndez. **Una pastilla para matar al "gen infiel"**. (2008, 4 de septiembre). *Primera Hora*. Guaynabo, Puerto Rico. [Versión electrónica]; **Las mujeres son igual o más infieles que los hombres confirma estudio en Panamá**. (2010). Homestead, FL.: *Informe21*. Información consultada el 11 de diciembre de 2010, http://informe21.com/; Mabel M. Figueroa. **Cuernos a nivel de epidemia**. (2008, 13 de mayo). *Primera Hora*. Guaynabo, Puerto Rico. [Versión electrónica]; Teresa Martínez. (2006, 16 de marzo). **La huella de la infidelidad**. *Telemundo51*. Recuperado el 20 de marzo de 2006, de http://www.telemundo51.com/conexionfamiliar/7612754/detail.html.

ccxlLibni Sanjurjo Meléndez. **Una pastilla para matar al "gen infiel"**. (2008, 4 de septiembre). *Primera Hora*. Guaynabo, Puerto Rico. [Versión electrónica].

ccxliVéase la tesis de la Dra. Nancy Álvarez, psicóloga familiar, según discutida en: **¿Quiénes son infieles?** (2005, 31 de octubre). Guaynabo, Puerto Rico. *El Nuevo Día*. Recuperado el 31 de octubre de 2005, de http://www.endi.com/.

ccxlii**¿Quiénes son infieles?** (2005, 31 de octubre). Guaynabo, Puerto Rico. *El Nuevo Día*. Recuperado el 31 de octubre de 2005, de http://www.endi.com/. Léase, además: **¿Conoces la capital del adulterio?** (2010, octubre). Guaynabo, Puerto Rico.: *El Nuevo Día*. [Versión electrónica]; David Cuen. **Las redes sociales para adúlteros están en pleno auge**. (2010). Londres, Reino Unido.: *British Broadcasting Corporation (BBC)*. Recuperado el 30 de diciembre de 2010, de http://news.bbc.co.uk/hi/spanish/news/; Libni Sanjurjo Meléndez. **Una pastilla para matar al "gen infiel"**. (2008, 4 de septiembre). *Primera Hora*. Guaynabo, Puerto Rico. [Versión electrónica]; Mabel M. Figueroa. **Cuernos a nivel de epidemia**. (2008, 13 de mayo). *Primera Hora*. Guaynabo, Puerto Rico. [Versión electrónica].

ccxliiiVéase la tesis del Dr. Mario Alberto Zumaya López, siquiatra y especialista en sicoterapia individual y de pareja, según se explica en: **La infidelidad es inevitable**. (2009, noviembre). Guaynabo, Puerto Rico.: *El Nuevo Día*. Recuperado el 30 de diciembre de 2009, de http://www.elnuevodia.com/.

ccxliv**'La infidelidad es inevitable'**. (2009, noviembre). Guaynabo, Puerto Rico.: *El Nuevo Día*. Recuperado el 30 de diciembre de 2009, de http://www.elnuevodia.com/. Léase, además: Frances Cohen Praver. (2009). **Why Women Have Secret Lovers**. New York, NY.: *Psychology Today*. Información consultada el 11 de septiembre de 2010, de http://www.psychologytoday.com/; **Escándalo de sexo, política y religión en Irlanda del N**. (2010, enero). Londres, Reino Unido.: *British Broadcasting Corporation (BBC)*. Recuperado el 30 de diciembre de 2010, de http://news.bbc.co.uk/hi/spanish/news/; **¿El fin de la monogamia?** (2008, 1 de enero). *DERF Agencia de Noticias*. Santa Fé, República Argentina. Información consultada el 19 de agosto de 2008, de http://www.derf.com.ar/despachos.asp?cod_des=240882&ID_Seccion=54; Maccorley Mathieu. (2010). **Female Celebrities Cheat Too!** Branford, CT.: *Starpulse*. Información consultada el 23 de diciembre de 2010, de http://www.starpulse.com/.

ccxlvPeake, A. (2006). **Women are far more unfaithful than men, a survey reveals**. Londres, Reino Unido.: *The Sun*. Información consultada el 11 de septiembre de 2010, de http://www.thesun.co.uk/; **En Gran Bretaña, ellos quieren más sexo y ellas son más infieles**. (2006). Madrid, España.: *20minutos*. Recuperado el 31 de diciembre de 2010, de http://www.20minutos.es/.

ccxlvi**Las mujeres son igual o más infieles que los hombres confirma estudio en Panamá**. (2010). Homestead, FL.: *Informe21*. Información consultada el 11 de diciembre de 2010, http://informe21.com/.

ccxlviiLibni Sanjurjo Meléndez. **"Cuernos" que no afectan el amor**. (2007, 11 de octubre). Guaynabo, Puerto Rico.: *Primera Hora*. [Versión electrónica].

ccxlviii**'La infidelidad es inevitable'**. (2009, noviembre). Guaynabo, Puerto Rico.: *El Nuevo Día*. Recuperado el 30 de diciembre de 2009, de http://www.elnuevodia.com/.

ccxlix**Ex marido cobra $100 mil por engaño**. (2007, 18 de septiembre). Guaynabo, Puerto Rico.: *Primera Hora*. Recuperado el 31 de diciembre de 2008, de http://archivo.primerahora.com/.

cclRaquel San Martín. (2005). **Las mujeres son mejores alumnas que los varones**. Buenos Aires, Argentina.: *La Nación*. Consultado el 31 de diciembre de 2009, de http://www.lanacion.com.ar/. Léase, además: **Mujeres dirigen sólo el 3% de 'Las 500'**. (2010). México, Latinoamérica.: *CNN México*. Información consultada el 27 de diciembre de 2010, de http://mexico.cnn.com/; **Mujeres, con mayor participación laboral**. (2010). México, Latinoamérica.: *CNN México*. Información consultada el 27 de diciembre de 2010, de http://mexico.cnn.com/; **BID: Las mujeres son más vulnerables al desempleo**. (2010). Honduras, Latinoamérica.: *El Heraldo*. Información consultada el 11 de septiembre de 2011, de http://www.elheraldo.hn/content/view/full/388104; **Pocas mujeres en la gerencia**. (2006, 6 de marzo). Guaynabo, Puerto Rico.: *El Nuevo Día*. Recuperado el 6 de marzo de 2006, de http://www.endi.com/; Daniel Rivera Vargas. **Comisionada con sed por los estudios**. (2003, 4 de mayo). Guaynabo, Puerto Rico.: *El Nuevo Día*. Recuperado el 30 de mayo de 2006, de http://www.adendi.com/; Story, L. (2010). **A Secretive Banking Elite Rules Trading in Derivatives**. New York, NY.: *The New York Times*. Recuperado el 29 de diciembre de 2010, de http://www.nytimes.com/.

ccli**Mujeres dirigen sólo el 3% de 'Las 500'**. (2010). México, Latinoamérica.: *CNN México*. Información consultada el 27 de diciembre de 2010, de http://mexico.cnn.com/.

ccliiRachel Emma Silverman. **Las mujeres ganaron poco terreno en el mundo gerencial en la última década**. (2010). Nueva York, EEUU.: *The Wall Street Journal*. Información consultada el 30 de diciembre de 2010, de http://online.wsj.com/public/page/espanol-inicio.html.

ccliii**Pocas mujeres en la gerencia**. (2006, 6 de marzo). Guaynabo, Puerto Rico.: *El Nuevo Día*. Recuperado el 6 de marzo de 2006, de http://www.endi.com/.

cclivRaquel San Martín. (2005). **Las mujeres son mejores alumnas que los varones**. Buenos Aires, Argentina.: *La Nación*. Consultado el 31 de diciembre de 2009, de http://www.lanacion.com.ar/.

cclvCynthia López Cabán. **Avance en puestos universitarios**. (2005, 20 de febrero). Guaynabo, Puerto Rico.: *El Nuevo Día*. Recuperado el 28 de febrero de 2007, de http://www.adendi.com/.

cclvi**Mientras más mujeres más ganancias**. (2008). Londres, Reino Unido.: *British Broadcasting Corporation (BBC)*. Recuperado el 30 de diciembre de 2010, de http://news.bbc.co.uk/hi/spanish/news/. Léase, además: **Mujeres dirigen sólo el 3% de 'Las 500'**. (2010). México, Latinoamérica.: *CNN México*. Información consultada el 27 de diciembre de 2010, de http://mexico.cnn.com/; **BID: Las mujeres son más**

Ismael Leandry Vega   **219**

vulnerables al desempleo. (2010). Honduras, Latinoamérica.: *El Heraldo*. Información consultada el 11 de julio de 2011, de http://www.elheraldo.hn/; Firuzeh Shokooh Valle. **Federales denuncian discrimen por sexo**. (2006, 27 de marzo). Guaynabo, Puerto Rico.: *Primera Hora*. Recuperado el 27 de marzo de 2006, de http://www.primerahora.com/; **Ex guerrillera jefa de policía**. (2006, 6 de septiembre). *British Broadcasting Corporation (BBC)*. Recuperado el 30 de diciembre de 2006, de http://news.bbc.co.uk/hi/spanish/news/; Carla Osorio. **Val Demings dama de hierro en la lucha contra el crimen**. (2007, 28 de noviembre). *El Nuevo Día de Orlando*. Orlando, Florida. [Versión electrónica]; Daniel Rivera Vargas. **Comisionada con sed por los estudios**. (2003, 4 de mayo). Guaynabo, Puerto Rico.: *El Nuevo Día*. Recuperado el 30 de mayo de 2006, de http://www.adendi.com/; Yaritza Santiago Caraballo. **Mujeres toman las riendas en el mundo de los negocios**. (2006, 16 de mayo). Guaynabo, Puerto Rico.: *El Nuevo Día*. Recuperado el 16 de mayo de 2006, de http://www.endi.com/.

[cclvii]Carla Osorio. **Val Demings dama de hierro en la lucha contra el crimen**. (2007, 28 de noviembre). *El Nuevo Día de Orlando*. Orlando, Florida. [Versión electrónica].

[cclviii]Daniel Rivera Vargas. **Comisionada con sed por los estudios**. (2003, 4 de mayo). Guaynabo, Puerto Rico.: *El Nuevo Día*. Recuperado el 30 de mayo de 2006, de http://www.adendi.com/.

[cclix]**Ex guerrillera jefa de policía**. (2006, 6 de septiembre). Reino Unido, Union Europea. *British Broadcasting Corporation (BBC)*. Recuperado el 30 de diciembre de 2006, de http://news.bbc.co.uk/hi/spanish/news/.

[cclx]**Las mujeres copan la presencia en las universidades, pero no alcanzan puestos de responsabilidad**. (2009). España, Unión Europea.: *Revista Eroski Consumer*. Información consultada el 11 de septiembre de 2010, de http://www.consumer.es/. Léase, además: Rachel Emma Silverman. **Las mujeres ganaron poco terreno en el mundo gerencial en la última década**. (2010). Nueva York, EEUU.: *The Wall Street Journal*. Información consultada el 30 de diciembre de 2010, de http://online.wsj.com/public/page/espanol-inicio.html; **Obama firma ley de igualdad salarial**. (2009, enero). *Primera Hora*. Guaynabo, Puerto Rico. [Versión electrónica].

[cclxi]**Las mujeres son más discriminadas por madres que por mujeres**. (2010). España, Unión Europea.: *Revista Eroski Consumer*. Información consultada el 11 de julio de 2011, de http://www.consumer.es/. Léase, además: **Mujeres dirigen sólo el 3% de 'Las 500'**. (2010). México, Latinoamérica.: *CNN México*. Información consultada el 27 de diciembre de 2010, de http://mexico.cnn.com/; **Mujeres, con mayor participación laboral**. (2010). México, Latinoamérica.: *CNN México*. Información consultada el 27 de diciembre de 2010, de http://mexico.cnn.com/; Manuel E. Rivera. **Federales demandan a la Uniformada**. (2008, 5 de marzo). *Primera Hora*. Guaynabo, Puerto Rico. [Versión electrónica]; Firuzeh Shokooh Valle. **Federales denuncian discrimen por sexo**. (2006, 27 de marzo). Guaynabo, Puerto Rico.: *Primera Hora*. Recuperado el 27 de marzo de 2006, de http://www.primerahora.com/; **Pocas mujeres en la gerencia**. (2006, 6 de marzo). Guaynabo, Puerto Rico.: *El Nuevo Día*. Recuperado el 6 de marzo de 2006, de http://www.endi.com/.

[cclxii]**Mujeres, con mayor participación laboral**. (2010). México, Latinoamérica.: *CNN México*. Información consultada el 27 de diciembre de 2010, de http://mexico.cnn.com/; **BID: Las mujeres son más vulnerables al desempleo**. (2010). Honduras, Latinoamérica.: *El Heraldo*. Información consultada el 11 de julio de 2011, de http://www.elheraldo.hn/content/view/full/388104; **Pocas mujeres en la gerencia**. (2006, 6 de marzo). Guaynabo, Puerto Rico.: *El Nuevo Día*. Recuperado el 6 de marzo de 2006, de http://www.endi.com/.

[cclxiii]**Mientras más mujeres más ganancias**. (2008). Londres, Reino Unido.: *British Broadcasting Corporation (BBC)*. Recuperado el 30 de diciembre de 2010, de http://news.bbc.co.uk/hi/spanish/news/; **Mujeres, ¿la clave del éxito?** (2009). Londres, Reino Unido.: *British Broadcasting Corporation (BBC)*. Recuperado el 30 de diciembre de 2010, de http://news.bbc.co.uk/hi/spanish/news/.

[cclxiv]John Byrne. **Empresarias cambian reglas del juego**. (2007). Londres, Reino Unido.: *British Broadcasting Corporation (BBC)*. Recuperado el 30 de diciembre de 2010, de http://news.bbc.co.uk/hi/spanish/news/. Léase, además: **Trabajadores prefieren el liderazgo de las mujeres**. (2010). España, Unión Europea.: *La Información*. Información consultada el 31 de diciembre de 2010, de http://noticias.lainformacion.com/;Raúl Morales. **Las mujeres están más dotadas para negociar**. (2008). España, Unión Europea.: *Revista Tendencias 21*. Información consultada el 31 de diciembre de 2010, de http://www.tendencias21.net/; Carla Osorio. **Val Demings dama de hierro en la lucha contra el crimen**. (2007, 28 de noviembre). *El Nuevo Día de Orlando*. Orlando, Florida. [Versión electrónica].

[cclxv]Sobre esto, véanse los resultados de un estudio publicado en el Harvard Business Review, en: **Trabajadores prefieren el liderazgo de las mujeres**. (2010). España, Unión Europea. *La Información*. Información consultada el 31 de diciembre de 2010, de http://noticias.lainformacion.com/.

[cclxvi]Sobre el particular, véase un análisis realizado por la Unidad de Creación de Riquezas del Banco Barclays, según explicado en: Marcelo Justo. **2020: más millonarias que millonarios**. (2007). Londres, Reino Unido.: *British Broadcasting Corporation (BBC)*. Recuperado el 30 de diciembre de 2010, de http://news.bbc.co.uk/hi/spanish/news/. Léase, además: Raúl Morales. **Las mujeres están más dotadas para negociar**. (2008). España, Unión Europea.: *Revista Tendencias 21*. Información consultada el 31 de diciembre de 2010, de http://www.tendencias21.net/; **Las mujeres son mejores pagadoras**. (2007). *Voypormas*. Información consultada el 11 de septiembre de 2010, de http://www.voypormas.com/.

[cclxvii]**Las mujeres son mejores pagadoras**. (2007). *Voypormas*. Información consultada el 11 de septiembre de 2010, de http://www.voypormas.com/; Raúl Morales. **Las mujeres están más dotadas para negociar**. (2008). España, Unión Europea.: *Revista Tendencias 21*. Información consultada el 31 de diciembre de 2010, de http://www.tendencias21.net/; John Byrne. **Empresarias cambian reglas del juego**. (2007). Londres, Reino Unido.: *British Broadcasting Corporation (BBC)*. Recuperado el 30 de diciembre de 2010, de http://news.bbc.co.uk/hi/spanish/news/. Léase, además: **Mujeres, ¿la clave del éxito?** (2009). Londres, Reino Unido.: *British Broadcasting Corporation (BBC)*. Recuperado el 30 de diciembre de 2010, de http://news.bbc.co.uk/hi/spanish/news/.

[cclxviii]Raúl Morales. **Las mujeres están más dotadas para negociar**. (2008). España, Unión Europea.: *Revista Tendencias 21*. Información consultada el 31 de diciembre de 2010, de http://www.tendencias21.net/.

[cclxix]Raúl Morales. **Las mujeres están más dotadas para negociar**. (2008). España, Unión Europea.: *Revista Tendencias 21*. Información consultada el 31 de diciembre de 2010, de http://www.tendencias21.net/. Léase, además: Carla Osorio. **Val Demings dama de hierro en la lucha contra el crimen**. (2007, 28 de noviembre). *El Nuevo Día de Orlando*. Orlando, Florida. [Versión electrónica].

[cclxx]Véanse los hallazgos de un estudio realizado por investigadores de la *Universidad de Leuven*, en Bélgica, según se explican en: **El hombre, vulnerable ante una mujer atractiva**. (2007). España, Unión Europea.: *Innata*. Información consultada el 11 de septiembre de 2010, de http://www.innatia.com/noticias-c-cosmetica-belleza/a-hombre-mujer-atractiva-10088.html. Léase, además: Raúl Morales. **Las mujeres están más

dotadas para negociar. (2008). España, Unión Europea.: *Revista Tendencias 21*. Información consultada el 31 de diciembre de 2010, de http://www.tendencias21.net/. Léase, además: **Pocas mujeres en la gerencia**. (2006, 6 de marzo). Guaynabo, Puerto Rico.: *El Nuevo Día*. Recuperado el 6 de marzo de 2006, de http://www.endi.com/.

cclxxiJohn Byrne. **Empresarias cambian reglas del juego**. (2007). Londres, Reino Unido.: *British Broadcasting Corporation (BBC)*. Recuperado el 30 de diciembre de 2010, de http://news.bbc.co.uk/hi/spanish/news/. Léase, además: John Byrne. **Empresarias cambian reglas del juego**. (2007). Londres, Reino Unido.: *British Broadcasting Corporation (BBC)*. Recuperado el 30 de diciembre de 2010, de http://news.bbc.co.uk/hi/spanish/news/; **Pocas mujeres en la gerencia**. (2006, 6 de marzo). Guaynabo, Puerto Rico.: *El Nuevo Día*. Recuperado el 6 de marzo de 2006, de http://www.endi.com/; **Mujeres dirigen sólo el 3% de 'Las 500'**. (2010). México, Latinoamérica.: *CNN México*. Información consultada el 27 de diciembre de 2010, de http://mexico.cnn.com/; **BID: Las mujeres son más vulnerables al desempleo**. (2010). Honduras, Latinoamérica.: *El Heraldo*. Información consultada el 11 de julio de 2011, de http://www.elheraldo.hn/content/view/full/388104; Yaritza Santiago Caraballo. **Mujeres toman las riendas en el mundo de los negocios**. (2006,16 de mayo). Guaynabo, Puerto Rico.: *El Nuevo Día*. Recuperado el 16 de mayo de 2006, de http://www.endi.com/.

cclxxii**Las mujeres son más discriminadas por madres que por mujeres**. (2010). España, Unión Europea.: *Revista Eroski Consumer*. Información consultada el 11 de julio de 2011, de http://www.consumer.es/. Léase, además: **Mujeres dirigen sólo el 3% de 'Las 500'**. (2010). México, Latinoamérica.: *CNN México*. Información consultada el 27 de diciembre de 2010, de http://mexico.cnn.com/; **Mujeres, con mayor participación laboral**. (2010). México, Latinoamérica.: *CNN México*. Información consultada el 27 de diciembre de 2010, de http://mexico.cnn.com/; Manuel E. Rivera. **Federales demandan a la Uniformada**. (2008, 5 de marzo). *Primera Hora*. Guaynabo, Puerto Rico. [Versión electrónica]; Firuzeh Shokooh Valle. **Federales denuncian discrimen por sexo**. (2006, 27 de marzo). Guaynabo, Puerto Rico.: *Primera Hora*. Recuperado el 27 de marzo de 2006, de http://www.primerahora.com/; **Pocas mujeres en la gerencia**. (2006, 6 de marzo). Guaynabo, Puerto Rico.: *El Nuevo Día*. Recuperado el 6 de marzo de 2006, de http://www.endi.com/.

cclxxiiiJohn Byrne. **Empresarias cambian reglas del juego**. (2007). Londres, Reino Unido.: *British Broadcasting Corporation (BBC)*. Recuperado el 30 de diciembre de 2010, de http://news.bbc.co.uk/hi/spanish/news/. Léase, además: **Mujeres, ¿la clave del éxito?** (2009). Londres, Reino Unido.: *British Broadcasting Corporation (BBC)*. Recuperado el 30 de diciembre de 2010, de http://news.bbc.co.uk/hi/spanish/news/; Raúl Morales. **Las mujeres están más dotadas para negociar**. (2008). España, Unión Europea.: *Revista Tendencias 21*. Información consultada el 31 de diciembre de 2010, de http://www.tendencias21.net/; Firuzeh Shokooh Valle. **Federales denuncian discrimen por sexo**. (2006, 27 de marzo). Guaynabo, Puerto Rico.: *Primera Hora*. Recuperado el 27 de marzo de 2006, de http://www.primerahora.com/; **Pocas mujeres en la gerencia**. (2006, 6 de marzo). Guaynabo, Puerto Rico.: *El Nuevo Día*. Recuperado el 6 de marzo de 2006, de http://www.endi.com/; Yaritza Santiago Caraballo. **Mujeres toman las riendas en el mundo de los negocios**. (2006,16 de mayo). Guaynabo, Puerto Rico.: *El Nuevo Día*. Recuperado el 16 de mayo de 2006, de http://www.endi.com/; Rocío Soria Trujano, Verónica Zozaya López & Maribel Mendoza García. (2002). **Estructura de sistemas familiares de madres solteras con hijos pequeños y su relación con el ejercicio de poder de la mujer**. México, Latinoamérica.: Universidad Autónoma de México. Información consultada el 11 de septiembre de 2008, de http://www.iztacala.unam.mx/; **New exhibit traces women in business at Harvard**. (2008). Cambridge, MA.: *Harvard*

University Gazette. Información consultada el 28 de diciembre de 2010, de http://www.hno.harvard.edu/gazette/.

cclxxivYaritza Santiago Caraballo. **Mujeres toman las riendas en el mundo de los negocios**. (2006, 16 de mayo). Guaynabo, Puerto Rico.: *El Nuevo Día*. Recuperado el 16 de mayo de 2006, de http://www.endi.com/; **Pocas mujeres en la gerencia**. (2006, 6 de marzo). Guaynabo, Puerto Rico.: *El Nuevo Día*. Recuperado el 6 de marzo de 2006, de http://www.endi.com/.

cclxxv**Mientras más mujeres más ganancias**. (2008). Londres, Reino Unido.: *British Broadcasting Corporation (BBC)*. Recuperado el 30 de diciembre de 2010, de http://news.bbc.co.uk/hi/spanish/news/. Léase, además: **Mujeres, ¿la clave del éxito?** (2009). Londres, Reino Unido.: *British Broadcasting Corporation (BBC)*. Recuperado el 30 de diciembre de 2010, de http://news.bbc.co.uk/hi/spanish/news/; Yaritza Santiago Caraballo. **Mujeres toman las riendas en el mundo de los negocios**. (2006, 16 de mayo). Guaynabo, Puerto Rico.: *El Nuevo Día*. Recuperado el 16 de mayo de 2006, de http://www.endi.com/.

cclxxviJohn Byrne. **Empresarias cambian reglas del juego**. (2007). Londres, Reino Unido.: *British Broadcasting Corporation (BBC)*. Recuperado el 30 de diciembre de 2010, de http://news.bbc.co.uk/hi/spanish/news/.

cclxxvii**BID: Las mujeres son más vulnerables al desempleo**. (2010). Honduras, Latinoamérica.: *El Heraldo*. Información consultada el 11 de julio de 2011, de http://www.elheraldo.hn/content/view/full/388104. Léase, además: Rocío Soria Trujano, Verónica Zozaya López & Maribel Mendoza García. (2002). **Estructura de sistemas familiares de madres solteras con hijos pequeños y su relación con el ejercicio de poder de la mujer**. México, Latinoamérica.: Universidad Autónoma de México. Información consultada el 11 de septiembre de 2008, de http://www.iztacala.unam.mx/; Javier Colón Dávila. **Cambiante el rol de la mujer**. (2008, 29 de octubre). *El Nuevo Día*. Guaynabo, Puerto Rico. [Versión electrónica]; Stephanie Schorow. **The value of women**. (2010). Cambridge, MA.: *Harvard University Gazette*. Información consultada el 28 de diciembre de 2010, de http://www.hno.harvard.edu/gazette/; **Las mujeres son agentes del cambio en todo el mundo, dice subsecretaria Hughes**. (2006). Washington, D.C.: *Departamento de Estado de Estados Unidos, Oficina de Programas de Información Internacional*. Información consultada el 31 de diciembre de 2010, de http://www.america.gov/esp/.

cclxxviii**Pocas mujeres en la gerencia**. (2006, 6 de marzo). Guaynabo, Puerto Rico.: *El Nuevo Día*. Recuperado el 6 de marzo de 2006, de http://www.endi.com/. Léase, además: Yaritza Santiago Caraballo. **Mujeres toman las riendas en el mundo de los negocios**. (2006, 16 de mayo). Guaynabo, Puerto Rico.: *El Nuevo Día*. Recuperado el 16 de mayo de 2006, de http://www.endi.com/; **Hoy, la mujer es muy superior al hombre**. (2007). Buenos Aires, Argentina.: *Universidad Torcuato Di Tella*. Información consultada el 31 de diciembre de 2010, de http://www.utdt.edu/prensa.php; **New exhibit traces women in business at Harvard**. (2008). Cambridge, MA.: *Harvard University Gazette*. Información consultada el 28 de diciembre de 2010, de http://www.hno.harvard.edu/gazette/.

cclxxixMarcelo Justo. **2020: más millonarias que millonarios**. (2007). Londres, Reino Unido.: *British Broadcasting Corporation (BBC)*. Recuperado el 30 de diciembre de 2010, de http://news.bbc.co.uk/hi/spanish/news/. Léase, además: **Francia hace caso a los ricos y les subirá los impuestos**. (2011). Londres, Reino Unido.: *British Broadcasting Corporation (BBC)*. Recuperado el 30 de agosto de 2011, de http://news.bbc.co.uk/hi/spanish/news/.

cclxxx**Mujeres, ¿la clave del éxito?** (2009). Londres, Reino Unido.: *British Broadcasting Corporation (BBC)*. Recuperado el 30 de diciembre de 2010, de http://news.bbc.co.uk/hi/spanish/news/.

cclxxxiMarcelo Justo. **2020: más millonarias que millonarios**. (2007). Londres, Reino Unido.: *British Broadcasting Corporation (BBC)*. Recuperado el 30 de diciembre de 2010, de http://news.bbc.co.uk/hi/spanish/news/.

cclxxxiiVéanse las expresiones de Gary Becker, premio Nobel de Economía, según citadas en: **Hoy, la mujer es muy superior al hombre**. (2007). Buenos Aires, Argentina.: *Universidad Torcuato Di Tella*. Información consultada el 31 de diciembre de 2010, de http://www.utdt.edu/prensa.php.

cclxxxiiiClínica Sagrada Familia. (2010) **¿Qué es la fecundación in vitro?** Barcelona, España. Información consultada el 24 de diciembre de 2010, de http://www.reproduccion-asistida.com/;Margarita Rodríguez. **Semen danés para exportar**. (2009). Londres, Reino Unido.: *British Broadcasting Corporation (BBC)*. Recuperado el 30 de diciembre de 2010, de http://news.bbc.co.uk/hi/spanish/news/; Paul Olding. **El banco de esperma de genios**. (2006). Londres, Reino Unido.: *British Broadcasting Corporation (BBC)*. Recuperado el 30 de diciembre de 2010, de http://news.bbc.co.uk/hi/spanish/news/; Jonathan Head. **Turquía veta inseminación artificial**. (2010). Londres, Reino Unido.: *British Broadcasting Corporation (BBC)*. Recuperado el 30 de diciembre de 2010, de http://news.bbc.co.uk/hi/spanish/news/; Instituto Marqués. (2003). **Fecundación In Vitro (FIV)**. Barcelona, España. Información consultada el 11 de diciembre de 2010, de http://www.institutomarques.com/.

cclxxxivClínica Sagrada Familia. (2010). **Inseminación artificial conyugal**. Barcelona, España. Información consultada el 24 de diciembre de 2010, de http://www.reproduccion-asistida.com/.

cclxxxvClínica Sagrada Familia. (2010). **Preguntas Generales**. Barcelona, España. Información consultada el 24 de diciembre de 2010, de http://www.reproduccion-asistida.com/; Clínica Sagrada Familia. (2010) **¿Qué es la fecundación in vitro?** Barcelona, España. Información consultada el 24 de diciembre de 2010, de http://www.reproduccion-asistida.com/; **Los errores de la fecundación in vitro**. (2009). Londres, Reino Unido.: *British Broadcasting Corporation (BBC)*. Recuperado el 30 de diciembre de 2010, de http://news.bbc.co.uk/hi/spanish/news/.

cclxxxviMargarita Rodríguez. **Semen danés para exportar**. (2009). Londres, Reino Unido.: *British Broadcasting Corporation (BBC)*. Recuperado el 30 de diciembre de 2010, de http://news.bbc.co.uk/hi/spanish/news/.

cclxxxvii**Esperma de laboratorio**. (2006). Londres, Reino Unido.: *British Broadcasting Corporation (BBC)*. Recuperado el 30 de diciembre de 2010, de http://news.bbc.co.uk/hi/spanish/news/; Fergus Walsh. **Crean "esperma de laboratorio"**. (2009). Londres, Reino Unido.: *British Broadcasting Corporation (BBC)*. Recuperado el 30 de diciembre de 2010, de http://news.bbc.co.uk/hi/spanish/news/; **Crean embrión con esperma artificial**. (2003). Londres, Reino Unido.: *British Broadcasting Corporation (BBC)*. Recuperado el 30 de diciembre de 2010, de http://news.bbc.co.uk/hi/spanish/news/.

cclxxxviiiFergus Walsh. **Crean "esperma de laboratorio"**. (2009). Londres, Reino Unido.: *British Broadcasting Corporation (BBC)*. Recuperado el 30 de diciembre de 2010, de http://news.bbc.co.uk/hi/spanish/news/.

cclxxxix**Los hombres son más deshonestos**. (2010, junio). Guaynabo, Puerto Rico.: *El Nuevo Día*. [Versión electrónica].

ccxc**Las mujeres son más emprendedoras que los hombres en Madrid**. (2010). Argentina, Latinoamérica.: *Instituto Esperanto*. Información consultada el 23 de diciembre de 2010, de http://www.institutoesperanto.com.ar/. Léase, además: Raúl Morales. **Las mujeres están más dotadas para negociar**. (2008). España, Unión Europea.: *Revista*

Tendencias 21. Información consultada el 31 de diciembre de 2010, de http://www.tendencias21.net/.

ccxciLas mujeres son más emprendedoras que los hombres en Madrid. (2010). Argentina, Latinoamérica.: *Instituto Esperanto.* Información consultada el 23 de diciembre de 2010, de http://www.institutoesperanto.com.ar/.